写给准妈妈的备孕胎教书

**真正的"胎教"，
从备孕的时候就该开始了！**

慧海 著

中国人口出版社
China Population Publishing House
全国百佳出版单位

图书在版编目（ＣＩＰ）数据

写给准妈妈的备孕胎教书 / 慧海编著 . -- 北京：
中国人口出版社 , 2021.4
　　ISBN 978-7-5101-7843-6

　　Ⅰ . ①写… Ⅱ . ①慧… Ⅲ . ①优生优育－基本知识②
胎教－基本知识 Ⅳ . ① R169.1 ② G610.8

中国版本图书馆 CIP 数据核字（2021）第 051928 号

写给准妈妈的备孕胎教书
XIEGEIZHUNMAMADEBEIYUNTAIJIAOSHU

慧海　编著

责任编辑　曾迎新
装帧设计　尚世视觉
出版发行　中国人口出版社
印　　刷　三河市长城印刷有限公司
开　　本　710 毫米 × 1000 毫米　1/16
印　　张　13
字　　数　160 千字
版　　次　2021 年 4 月第 1 版
印　　次　2021 年 4 月第 1 次印刷
书　　号　ISBN 978-7-5101-7843-6
定　　价　48.00 元

网　　　址　www.rkcbs.com.cn
电 子 信 箱　rkcbs@126.com
总编室电话　（010）83519392
发行部电话　（010）83510481
传　　　真　（010）83538190
地　　　址　北京市西城区广安门南街 80 号中加大厦
邮　　　编　100054

前 言

怀孕生一个聪明健康的宝宝，是每一个准妈妈最美好的梦想。怀孕是每一位准妈妈人生中最特殊也是最难忘的一个阶段。关乎孩子的问题，再小的事也是大事。准妈妈和胎宝宝的健康直接决定着一个家庭的幸福指数，让准妈妈在怀孕期间健康、舒适，让胎宝宝在妈妈的肚子里健康地发育，是每一对夫妻最大的愿望。但是在怀孕期间准妈妈们又应该怎样度过呢？如何才能让孕期健康舒适呢？为了对这一问题进行解答，给各位准妈妈在孕期有一个科学的参考，我们特意编写了本书。

全书从备孕和胎教两方面为着眼点安排内容，其中备孕部分内容本着科学、实用的理念，为各位准妈妈提供参考和帮助；胎教部分则根据胎宝宝的发育过程，在孕期每一个阶段向准妈妈提出科学实用的胎教建议。

全书以准妈妈怀孕 40 周的时间线为"经"，将准妈妈从备孕到怀孕每一周的时间线作为节点，详细讲述了准妈妈在妊娠期的每一个阶段应该注意什么，应该怎样去做，讲述了在妊娠期的每一个阶段准妈妈的特点，给准妈妈在整个妊娠期以科学的指导。

同时，全书以准妈妈在每一周需要注意的问题为"纬"，通过准妈妈在这周的感觉、宝宝这周怎么样、准妈妈这周怎么做、准妈妈这周怎么吃、准爸爸这周怎么做、胎教小帮手、本周注意事项七个方面问题的讲述，全方位地告诉准妈妈在以周为单位的时间中应该如何保养自己，如何呵护腹中的宝宝，同时也告诉准爸爸在这一过程中应该怎么做，以及在整个孕期应该如何对宝宝进行胎教，让宝宝更加聪明。

这本书是准妈妈在孕期的一本指导宝典，阅读本书，准妈妈可以非常方便地对号入座，找到自己想要的答案，获得自己遇到问题的应对方法，让准妈妈在孕期不再茫然失措，不再无所适从。

目 录

准妈妈第三月：宝宝安全关键期

准妈妈第四月：短暂的轻松为了迎接更大的挑战

准妈妈第五月：肚子开始变大了

准妈妈第六月：身体感受到压力了

准备期：
想要宝宝，你需要提前准备

　　怀孕生宝宝，对于夫妻而言是一件人生大事，直接关系着一个家庭的美满与幸福。许多人觉得，生个宝宝就是夫妻那点事，顺其自然，水到自然成。但事实上，怀孕这件事并没有你想得那么简单。我们国家一直提倡优生优育，每对夫妻都希望自己的宝宝聪明伶俐、健康活泼。有人说宝宝优秀与否，都是人的命，只能靠上天赏赐一个优秀的宝宝。难道真的是这样吗？答案是否定的，其实宝宝优秀与否与父母有着直接的关系。想要一个优秀的宝宝，你需要提前做好准备，而这个准备，分为身体的准备和心理的准备两个方面。只有做好充分的准备生出来的宝宝才是聪明优秀的。

你做好心理准备了吗

怀孕之前，准爸爸和准妈妈必须做好充分的心理准备，只有做好充分的准备，在日后孕育宝宝的过程中才能沉着冷静，应对自如。尤其是对于准妈妈，有心理准备的孕育和无心理准备的孕育其效果差距是非常明显的。有准备的准妈妈，孕期过程轻松自如，而在心理上没有准备好的准妈妈则要痛苦很多，更有甚者陷入抑郁之中不能自拔。下面我们就从以下几个方面来讲解在怀孕之前，准妈妈和准爸爸要做好哪几方面的心理准备，各位准妈妈和准爸爸可以对号入座，看看自己是否已经做好了孕育一个新生命的心理准备。

第一，对各种妊娠反应要有心理准备。准妈妈要对妊娠过程中遇到的各种生理现象和状态有清晰的认识，如各种妊娠反应、分娩的过程、胎儿在腹中生长的过程等问题，只有了解了，心理上做好准备了，当怀孕过程中走到那一步的时候，才能冷静应对、坦然处之，不慌乱、不害怕，做到一切尽在掌控之中。尤其是对自己身体将要发生的变化，准妈妈一定要有心理准备。从一个活泼可爱、美丽动人的小女生转变成一个大腹便便、面容憔悴的准妈妈，这份心理落差不是随便什么人都能接受的，之前有心理准备，在孕期当中出现这种落差的时候准妈妈才能做到坦然面对，否则只能陷入自怨自艾、以泪洗面的境地中，这对腹中的宝宝会产生非常不好的影响。

第二，对夫妻关系的转变要有心理准备。夫妻双方要对日后彼此间关系的变化在心理上有一个充分的准备，尤其是要生第一胎的夫妇之间，这个问题更显得重要。从二人世界向三口之家的过渡，是每一个家庭都要经历的一个过程，同时也是夫妻双方心理成熟的一个过程，在那一刻，两人之间不光有风花雪月，还有了更重要的养育儿女的责任，夫妻双方的眼中也不再仅仅有着对方，此时眼中还要有孩子，这种感情专注点的变化也要慢慢适应。这在决定怀宝宝之前就应该有充足的心理准备。孕期准妈妈会经历各种生理和心理的变化，准爸爸在此时一定要发扬"夫妻同心、其利断金"的精神，与自己的妻子相扶相持、共渡难关。而准妈妈则要做到成竹在胸、收放自如，冷静面对孕期遇到的各种情况，调节好自己的情绪，为宝宝创造一个良好的孕育环境。

　　第三，对情绪波动要有心理准备。准妈妈要正确看待怀孕这一过程，调节好自己的心态，让自己的情绪保持在乐观、愉悦之中，不能把其看成是一种磨砺，而是要试着享受这一过程，对于自己的人生而言，这是一件天大的喜事，不要有畏惧心理，不要怕、不要慌，听从自己身体的节奏，脚踏实地往前走，这是千百年来人类繁衍的自然规律，更何况现在科技如此的发达，只要正常孕育自己的宝宝，没有什么思想包袱可背负的。要努力排解自己心中的不良情绪，通过各种方法转移自己的注意力，调整自己的情绪。在妊娠过程中，由于体内激素分泌的变化孕妇情绪产生波动是必然发生的事情，所以如果在怀孕之前准妈妈对这种现象有充分的心理准备，在真正面对这种情况时，就能很好地进行处理，调节好自己的情绪，避免因情绪的不稳定对自己和宝宝产生不好的影响。

　　第四，对身体变化要有心理准备。在妊娠过程中，由于准妈妈自身身体发生的各种变化，相应的各种生活习惯也会发生非常明显的变化，对于这一点准妈妈也必须要有充分的心理准备。怀孕期间要保证充足的睡眠，这样准妈妈和腹中的胎宝宝才能健康，这对于之前喜欢熬夜工作或娱乐的准妈妈而言是一个非常重要的改变。许多事业型准妈妈之前因为工作的原因，吃饭不规律，早一顿晚一顿，一旦升格为准妈妈后，这种习惯就要改变了，否则会对自己和宝宝不好。另外，在饮食习惯上也要有所改变，孕期饮食要清淡少盐而富有营养，这对许多准妈妈而言是个不小的挑战。而烟酒在怀孕期间则是严格不允许沾身的，包括二手烟，其危害这里就不再赘述了。这些习惯的改变都是对准妈妈自身包括准妈妈心理的一次重要挑战，必须在心理上做好了改变的准备，才能孕育一个健康可爱的宝宝。

如果说以上四点是主要讲给准妈妈听的话，那么第五点就是讲给准爸爸的。不要总觉得怀孕生孩子只是准妈妈一个人的事情，有这种想法就大错特错了。作为准爸爸，要有"身心俱疲"的心理准备。怀孕期间，准爸爸需要忙前忙后，照顾好准妈妈的生活，另外因为准妈妈情绪的波动，准爸爸还要做好被准妈妈责备的心理准备，只有有了充足的心理准备，准爸爸在面对准妈妈蛮不讲理的要求时，才能坦然处之、微笑面对。其实准妈妈也不想的，但是在孕期，这情绪真的不是她想控制就能控制的。营造一个和睦温馨、爱意满满的家庭环境，对于胎宝宝的健康发育至关重要。

最后要说的就是重男轻女这件事，重男轻女作为一种危害极大的封建陋习，在我国的许多地区都有非常深厚的生长土壤。作为准妈妈和准爸爸，一定要摒弃这种陋习，不要让这种陈旧的封建思想影响到胎宝宝的发育。不管宝宝是男孩还是女孩，都是命运对准妈妈和准爸爸的眷顾，都值得我们付出一切来关爱他 / 她，呵护他 / 她。准妈妈千万不要在怀孕过程中背上生男生女的思想包袱，准爸爸在此时也一定要体现出男子汉的担当，消除妻子的心理负担，陪妻子度过一个甜蜜美好的怀孕时光。

你的身体准备好了吗

准妈妈在怀孕之前需要做很多方面的准备，尤其是身体，一定要调理好，这样才能孕育出健康可爱的宝宝。

每个父母都想生个健康可爱的宝宝，孕前检查是非常必要的。这样准妈妈可以在怀孕前发现身体异常、及时去治疗，并且可以在医生的指导下有计划地怀孕，这样可以预防宝宝发育缺陷的情况发生。

那么怎样才能孕育出一个好的生命呢？我们的身体是否已经准备好孕育一个小生命呢？下面我们一起来看看吧！

第一，准妈妈和准爸爸在饮食上要做好调整。营养摄入对身体非常重要，每天必备的一日三餐不能少，新鲜蔬菜和水果会给身体补充丰富的营养，现在一定要注意营养均衡。当然还需要补充钙、铁、维生素和叶酸，注意提前3个月就要补充叶酸和维生素，尤其是准妈妈如果提前补充了叶酸，可以有效预防畸形儿的发生。平时多喝牛奶可以补充钙，喝红茶或绿茶可以抵抗细菌预防流感，减轻食物中毒。蘑菇、草菇、香菇、猴头菇、黑木耳、银耳、百合等，都具有增强免疫力的作用，所以准妈妈在平时的饮食中可以多吃一些。

准备怀孕的准妈妈不要大量摄入胡萝卜，因为里面所含的胡萝卜素大量摄入身体内反而会引起闭经，甚至抑制卵巢正常排卵，所以不宜多吃。

准妈妈要减少喝咖啡的次数，如果准妈妈每天喝一杯以上的咖啡，比不喝咖啡的准妈妈的受孕概率降低一半左右。而准爸爸可以喝点咖啡，因为咖啡里面所含的咖啡因能够帮助男性提高精子活力。准妈妈和准爸爸都需要戒掉的是抽烟、喝酒，二手烟也要尽量避免，吸烟不仅对自己的身体不利，还会影响下一代的身体健康。大家都知道酒里面含有大量的酒精，酒精的主要成分是乙醇，乙醇容易造成睾丸发育不全，甚至会使睾丸萎缩，使产生精子的功能发生改变，女性体内大量摄入酒精可能会导致月经不调、闭经等情况。

第二，准妈妈要测量一下自己的体重。看自己的体重是否在怀孕标准范围内，体重过轻或过重，都会在孕期给准妈妈和胎宝宝带来很大的危险。在准备怀孕前，准妈妈一定要将自己的体重控制在一个健康的范围中，这样也会提高怀孕的概率。

第三，准妈妈和准爸爸都不要接触有害物质。有害物质包括放射物质、铅、化学物质、辐射等物质，在怀孕前特别要注意避开，也不要到有污染的地方，因为这些都是对身体有害的物质，都会给胎宝宝今后的生长发育造成特别严重的影响和后果。

第四，准妈妈要提前 6 个月去看牙。准妈妈在备孕 6 个月前，就需要到口腔科做一次全面的口腔检查，避免在孕期出现口腔疾病。准妈妈如果在孕期出现口腔疾病不仅会影响自己的健康，严重时还可能导致胎儿发育成畸形，甚至流产或早产。很多准妈妈在孕期会出现牙周炎或其他牙科类疾病，那时候在治疗手段和用药方面都会受到很大的限制，会有很多的禁忌，对治疗产生不便。如果准妈妈现在的牙齿有损坏严重的，有的牙齿就剩下牙根，有的已经残缺，虽然现在没有疼痛，但也应该在怀孕前拔掉。准妈妈应该在孕前做好充足的准备，防患于未然。如果准妈妈的牙齿没有什么问题，那么在怀孕前清洗一下牙齿就可以了，最好提前 1 个月洗牙，准妈妈在早孕期的前 3 个月是不宜看牙和洗牙的，所以准妈妈最好在怀孕前清洁牙齿，防止牙病在孕期来捣乱。

第五，准妈妈要停止服用避孕药。如果准妈妈以前一直是通过药物避孕的，那从现在起就应该马上停止。如准妈妈服用的是短效避孕药，停药后即可妊娠，如服用的是长效避孕药需停药 6 个月后再妊娠。假如准妈妈在服用避孕药的时候发现自己怀孕了，这时候一定要到医院去咨询一下医生，因为避孕药中都含有激素，很可能会伤害到胎儿，所以一定要避免在服用避孕药期间怀孕。

最后要说的也就是第六点，准妈妈和准爸爸的身体素质要好，在怀孕之前应经常积极地去锻炼身体，这样才能提高身体的免疫能力，到了孕期，准妈妈才能很好地抵抗各种流行性感冒或其他疾病，抵抗力增强也可自如地应对各种天气变化，减少生病率。给胎宝宝提供一个最基础、最安全的生长环境，同时保证胎宝宝能在一个良好的孕育环境中成长。锻炼身体不只是准妈妈需要做的事情，准爸爸也要锻炼身体，只有准爸爸的身体强壮健康，排出的精子质量才会高，精子活力强，受孕概率大，从而能孕育健康宝宝，所以怀孕前准妈妈和准爸爸锻炼身体非常重要。

建议准妈妈和准爸爸提前一个月让自己的心情放松，并保持心情愉快。准妈妈和准爸爸尽量不要出差，不加班，不熬夜，将身体调整到最佳状态。如果能在备孕期安排一次轻松的旅行就更好了，这样小宝宝就会在轻松、愉快的假期里孕育出来啦，相信你腹中一定会孕育出一个健康聪明的小宝宝。

准妈妈第一月：
准备就绪期待命运的眷顾

　　相对于整个孕期而言，准妈妈怀孕的第一个月份是特殊的，这一个月准妈妈整体感觉就是担心和忐忑。许多准妈妈渴望自己能够怀上宝宝，但是又不知道自己是否已经怀孕，在这种纠结中度过每一天。其实怀孕后准妈妈身体会出现许多明显的特征，比如"大姨妈"不再光顾，比如准妈妈的食欲发生明显的变化，再比如整个人感觉无精打采爱犯困等，只要足够细心，准妈妈是可以感觉到自己是否怀孕的。

第一周：开始期待吧

从医学上来讲，计算孕期的方法是从末次月经的第一天到分娩结束。这段时间是我们所说的孕期，大概是 40 周。在这 40 周时间中，你的身体将经历奇妙的变化，而你的宝宝也将从无到有，成为你生命中最重要的人。所以从实际意义上来讲，现在的你还不是一位准妈妈，但从这周开始，你就要从心理上为成为一名合格的准妈妈做好准备了。

◉ 准妈妈这周的感觉

准妈妈在这周除了心理上做出了要成为一名准妈妈的重要决定之外，在身体上还是与之前一样，烦人的大姨妈又准时来造访了。也许你会没精神，也许你还会肚子疼，这时老公还会给你递上体贴的姜糖水。其实你并不用烦恼，从你做出要怀孕的这个决定起，就是你跟你的大姨妈做告别仪式的时候了，也许你不知道，在接下来的很长一段时间里，你会很想念你的这位"亲戚"。享受你与你的经期这神圣的告别式吧。与此同时，你的卵巢也开始了新一次的作业，一颗崭新的卵子将会在这一周带着特殊的使命踏上征程，从概率上来讲，这一颗卵子将会是最有可能成为你日后宝宝身体的那一颗了。

◉ 宝宝这周什么样

在这一周，宝宝还是存在于你们夫妻二人的一个美好愿望之中，从实际意义上说，宝宝还不存在，他／她现在还是以父亲的精子和母亲的卵子的状态分别存在于父母的体内，等待着一个美好的机会结合。而精子和卵子的质量将直接决定你的宝宝将来是否优秀健康。

◉ 准妈妈这周怎么做

这一周，你跟爱人已经决定将自己升格为宝妈宝爸了，那么你们就要从生活习惯上开始有一个改变了。之前所有的坏毛病都要改正，喝酒、抽烟、闹脾气，这些统统都不能再有了。

与此同时，在这一周你们要有意识地融洽夫妻间的关系，尽量做到求同存异，找一些双方都感兴趣的话题交流，如果能够营造一些浪漫的氛围，那再好不过了，在身心的愉悦中，开启你的受孕之旅吧。

另外，从思想上你们必须引起高度的重视，俗话说得好："种瓜得瓜种豆得豆。"为了使宝宝将来健康、优秀，从一开始，父母就要高度重视受孕时的健康。在愉悦的环境中进行，避免各种不利于宝宝健康的因素的出现，如酒精、药物等，以免造成精子或卵子的畸形，为宝宝的健康留下隐患。同时过度的劳累也会影响精子或卵子的质量，所以在这一周准妈妈准爸爸要注意调节自己的身体状况，保证在精子和卵子结合的那一刻你的身体处在最佳的状态。

而具体的在准妈妈这里，在这一周一定要高度重视自己的生殖系统的健康。尤其是对阴道炎一定要给予高度的重视，这将直接决定你受孕的质量。从临床症状上来讲，阴道炎主要表现为白带增多、性状改变，可伴有外阴瘙痒、性交痛或尿痛、尿频等。一旦发现自己的身体存在以上症状，需谨慎对待，最好是等这些症状治愈消失后再怀孕。

◉ 准妈妈这周怎么吃

这一周虽然宝宝还没有存在于准妈妈的腹中，但一旦决定要在这个月要宝宝了，那准妈妈就必须要对自己的饮食引起注意了，不能乱吃，瞎吃。在这一周中，准妈妈的饮食要本着"营养全面、合理搭配"的原则来安排。

为了更好地受孕，准妈妈在这一周要有意识地加大糖类和蛋白质的摄取，另外，无机盐、钙质和维生素的摄取也必不可少，这些营养物质都能帮助你怀上一个健康可爱的宝宝。

从这一周开始，白开水将是你日后很长一段的时间的亲密伴侣，浓茶、浓咖啡及碳酸型饮料，这些统统都要与你说拜拜了。

◉ 推荐食谱

糖醋小排

准备精选猪小排1000克洗净切块备用。先把小排放入锅中加水焯煮3分钟，煮出血沫，捞出焯熟的小排洗净备用。另起锅烧水，将葱段、姜片、八角放入锅中，水煮开后，放入小排，然后依个人口味放入香醋、白糖、盐、鸡精，大火煮沸后转小火炖煮40分钟，大火收汁至汤汁浓稠即可。

猪肉中富含优质蛋白质和身体必需的脂肪酸，在准备怀孕前多吃猪肉，可以有效改善体质，补肾养血，为准妈妈和准爸爸孕育一个健康的宝宝打下良好的基础。

◉ 准爸爸这周怎么做

准爸爸这周也要注意自己的身体健康，因为你的生活作息、饮食习惯，都会影响精子质量的优劣。戒烟戒酒是必须要做的，因为过度抽烟、喝酒会影响精子质量。同时注意避免接触麻醉剂、农药等有害物质，也不要做强度过大的运动，不让身体过度疲劳。同时要主动分担家务，照顾好准妈妈，夫妻双方保持愉快的心情。

◉ 胎教小帮手

从这周开始，准妈妈就要逐步开始了解一些胎教知识了，胎教贯穿整个孕期过程，其包含的内容有很多，比如对话胎教、情绪胎教、营养胎教、运动胎教、音乐胎教、环境胎教、美学胎教等。早点了解，早做准备，争取给宝宝一个完美而高效的胎教。

◉ 本周注意事项

1. 保持经期卫生，保证身体健康。戒烟戒酒，远离有毒物质和放射性物质。不要做大运动量的运动，同时也不要让自己的身体过度疲劳。

2. 补充营养，补充叶酸，为怀一个健康宝宝做好准备。叶酸的补充从计划怀孕的前三个月就要开始了。每天补充的叶酸量以 400～800 毫克为宜。

3. 准妈妈和准爸爸要有意识地补充身体需要的营养，为怀一个健康的宝宝做好充分的准备。准妈妈可以有意识地食用一些富含锌、铁、钙等微量元素的食物，而准爸爸则需要多吃一些补肾壮阳的食物，为身体形成优质的精子打下基础。

4. 关注自己的基础体温。准妈妈的基础体温是测算排卵期的重要依据，为了提高受孕效率，准妈妈可以通过测算自己的基础体温来准确算出排卵期。

第二周：按孕期的标准保养自己

在这一周，准妈妈的生理期基本上已经结束了，在月经周期的第13～20天一般为女性排卵期，也就是第2周周末你就开始进入了排卵期。所以这一周对于怀孕而言是一个非常重要的准备期，虽然准妈妈此时还未怀孕，但从现在开始就要以一个准妈妈的标准来要求和保养自己了，为怀一个健康的宝宝做好准备。

◉ 准妈妈这周的感觉

本周的准妈妈，似乎有这么几天身体感到特别有"欲望"，别害羞，这是身体的自然需求，我们要顺应身体的自然需求。在第2周末期，你的基础体温会由低温期过渡到高温期，这就是所谓的排卵期到来了，身体还有个明显的感受就是在排卵期到来前，阴道分泌物会明显增多，就像鸡蛋清似的，清澈而透明，用手指触摸会拉很长的细丝，出现这样的白带也预示着身体马上进入排卵期。这时候你要与丈夫做好准备，共同调整身体到最佳健康状态，挑选最佳时间，来几场床上运动，去孕育一个健康宝宝。

◉ 宝宝这周什么样

这周实际意义上的胎宝宝还没有出现，还是以卵子和精子的形式存在的。随着排卵期的到来，卵子排出后会在输卵管中存活12～36个小时，这时候精子进入，开始大约会有3亿个精子发疯似地努力寻找卵子，而真正能到达卵子的精子并不多，只有几百个，他们争先恐后，需要冲破重重障碍，到最后就只有一个跑得最快的精子和卵子成功牵手在一起，进而形成受精卵，宝宝的生命由此开始，不过如果你的卵子还未排出，那就是来再多的"精兵强将"也是徒劳的。

◉ 准妈妈这周怎么做

本周末，你体内成熟的卵子就将排出了，卵子将在你的体内静静地等待着它的真命天子来与它结合，所以在这一周，你要做的就是保养好自己的身体，注意休息，保持充沛的体力和旺盛的精力。建议在早晨起床前同房，经过一晚的休息，精力正是最充沛的时候，此时同房质量是最好的。另外，一般卵子排出后的15～18小时受精的效果最好，如果条件允许，应该把握这一最佳受精期。

从这周开始，准妈妈在使用药物的时候就要倍加谨慎了，很多药物都会对胚胎的发育造成影响，所以在关键的时期要谨慎用药。而戒烟戒酒则是必须要遵守的要求，前面已经说过了，这里再提醒一下。

最后就是准妈妈需要继续补充叶酸，叶酸是胎宝宝神经系统发育的必备物质，叶酸缺乏会导致胎宝宝脊柱裂、无脑儿等疾病，所以千万不可大意。育龄的女性每天都应补充0.4毫克的叶酸，怀孕后的女性每天的摄取量应达到1毫克左右。

◉ 准妈妈这周怎么吃

为了生个聪明健康的宝宝，准妈妈一定要从孕前开始补充叶酸，因为叶酸能够促进宝宝的大脑和神经系统更好地发育。我们可以遵照医嘱补充叶酸片剂，我们还可以经常吃含有叶酸的食物，如西红柿、菠菜、青菜；猕猴桃、橘子、香蕉、樱桃、山楂、桃、李、杏、鸡肉、牛肉、猪肝等。

饮食上一定要保证营养丰富，热量充足，为受孕积蓄一部分能量。营养均衡还能为怀孕提供一个良好的孕育基础，也能降低准妈妈在孕期的妊娠反应。

◉ 推荐食谱

西红柿炖牛腩

准备牛腩肉 400 克、西红柿 600 克备用。锅中烧水，将牛腩切块后放入锅中，煮开后将牛肉捞出控干水分。高压锅中放水、煮肉料包、牛肉压 20 分钟。西红柿洗净去掉外皮切小块，锅中放油烧热，下入葱姜蒜爆香，倒入切好的西红柿翻炒变软，将高压锅中压好的牛肉放入锅中，倒入牛肉汤，依个人口味，放入盐、鸡精等调味料，在锅中炖煮 25 分钟出锅即可。

西红柿和牛肉营养丰富，其中包含的叶酸成分是准妈妈必须要补充的，另外，这道菜酸酸甜甜的味道能够让准妈妈味口大开。

◉ 准爸爸这周怎么做

准爸爸应该尽量帮助减轻准妈妈的心理负担，现在的准妈妈处于焦虑状态，准爸爸要多多安慰，凡事不要太较真，为了生活的幸福，为了宝宝的健康，能退就退，能让就让，争取让她保持良好的情绪。可以试着把家中布置得整洁美观，创造最佳的受孕环境。为准妈妈提供有营养的美食，保证准妈妈的营养。

◉ 胎教小帮手

这周既要维持良好的夫妻感情，还必须要保持稳定和愉悦的情绪。因为准妈妈的各种情绪会对宝宝将来的气质带来很大的影响，准妈妈情绪不稳定或心情糟糕必定会给胎宝宝带来不良影响。所以有一个好心情就是最好的胎教。

既然我们已经决定要宝宝，那就让自己心情愉快，这两个星期的心情很重要，多想想宝宝的美好未来，多和准爸爸沟通，把自己的想法说出来，减缓压力，听取正确的意见。

◉ **本周注意事项**

1. 吃零食要谨慎，把曾经的薯片、果冻、爆米花换成核桃、酸奶、新鲜水果等。

2. 提高抵抗力，保持生活规律，保证充足睡眠，预防病毒感染。准妈妈身体的抵抗力是腹中胎宝宝最坚固的屏障，在这周能否顺利怀孕，准妈妈的抵抗力更是至关重要。

3. 保持良好的心态和愉悦的心情更有助于怀孕。在心情愉悦的状态下，夫妻双方同房的质量更高，更有利于怀上一个健康优秀的宝宝。

4. 本周准妈妈在用药的时候要谨慎，如果可以，尽量不要吃药，有些药物成分会对怀孕产生不利的影响，需要引起重视。

第三周：幸福种子开始生根发芽

随着排卵期的到来，你们在共同调整身体健康状态中，在最佳时间内完成了你们的使命。排卵和受精发生，如果机缘正好合适，很有可能你就怀孕了。幸福的种子就在此开始了生根发芽，你的生命中从现在开始又增加了一份责任，你的身体在悄然发生变化。

◉ 准妈妈这周的感觉

本周的你很有可能在合适的机缘中怀孕。但你身体的体重与体形不会发生什么变化，自身也没有什么感觉。然而你的身体内将会有一场大变革，精子和卵子结合形成受精卵，受精卵一边进行分裂增殖，一边经输卵管运动到子宫，接着进行着床，新生命将会到来。这个过程，准妈妈是感觉不到任何异样的。

在身体上，准妈妈会有微小的变化，细心的准妈妈会有所察觉。首先，基础体温会有变化，女性在排卵后，基础体温会上升 0.5℃左右，如果没有怀孕，体温会下降到正常水平，如果怀孕了，基础体温则会维持在现有水平，不会下降，这是怀孕后妊娠、黄体酮对体温中枢的影响造成的。其次，有的准妈妈会有一些早孕反应，如恶心、反酸、食欲不振、挑食等现象；再次，如果怀孕，准妈妈的乳房在这一周也会有变化，准妈妈会感觉到乳房的饱满和刺痛感，另外，乳晕上的黄色小颗粒显得特别突出。最后，怀孕后，准妈妈这周会有尿频的感觉，这是由于子宫变大造成的。

⊙ 宝宝这周什么样

现在精子和卵子已经相遇，并结合在一起，形成了受精卵。此时受精卵虽然形成，但非常小，大小只有 0.2 毫米，重量只有 1.505 微克。受精卵在准妈妈的体内不停地运动，用 3 ~ 4 天的时间抵达准妈妈的子宫腔，这是个由一个细胞分裂成多个细胞的过程，在这个漫长的过程中受精卵总体积没有发生变化，但演变成了实心细胞团，叫作桑葚胚。受精卵安稳着床，头和身体的比例相同，各占一半，像一条小鱼。这时的胎宝宝体重依然很轻，长度大约只有 0.1 厘米。在今后的日子里，胎宝宝将在你的子宫内发育。

⊙ 准妈妈这周怎么做

从上周末开始到这一周是最易受孕的月经周期，所以在这一周你还需要再接再厉，一定要把握好时机进行受孕。

如果在此时你已经怀孕，那么你一定要注意保护好自己，此时胎宝宝非常脆弱，一定要远离对胚胎发育不良的环境，尤其是会产生辐射的辐射源。特别要注意电磁辐射，还有噪音和震动，这些都可能导致你流产，所以尽量避免与这些危险因素近距离接触。

继续加强叶酸的补充，因为它对你腹中的宝宝真的非常有用。另外微量元素的补充也不可忽视，需要通过膳食多摄入这些元素，尤其是锌元素，此时你身体对它的需求量非常大，直接关系到宝宝神经系统的发育。

⊙ 准妈妈这周怎么吃

正如上面我讲的，准妈妈在补充叶酸的同时，本周必须要通过膳食补充各种微量元素，所以在日常膳食中准妈妈需要吃一些富含铜、锌等微量元素的食物。我们可以适当地吃一些香蕉、动物内脏、瓜子、花生、松子等食品，这些食品中富含锌元素，有利于准妈妈体内锌元素的补充。

在补充微量元素的同时，膳食均衡也是准妈妈在进食时需要把握的原则。早孕的反应会让准妈妈感到不适，影响食欲，而准妈妈在孕期的饮食习惯会对胎宝宝产生直接的影响。准妈妈不良的饮食习惯，会导致胎宝宝出生后对食物没胃口，不爱吃东西，吐奶、消化不良，甚至挑食、偏食，这需要我们足够的重视。

◉ 推荐食谱

果仁菠菜

准备菠菜300克，择洗干净切成两半。松子、核桃、花生切成碎粒备用。将菠菜放入沸水中焯熟投凉，将切好的坚果碎与盐、鸡精、生抽、葱蒜末、香醋一起调成汁，倒入菠菜中拌匀装盘即可食用。

菠菜中含有叶酸，坚果碎中富含锌元素，这些都是本周准妈妈急需补充的微量元素，所以这道菜非常适合准妈妈在本周食用。

◉ 准爸爸这周怎么做

在这一周，准爸爸需要继续做好"委曲求全"的心理准备，不要跟准妈妈发生争执，有意识地进行双方心理调适，让双方的心态平和，时不时还可以给准妈妈一个惊喜，让准妈妈保持心情愉悦。要多关心、体贴准妈妈，多陪陪她，并且分担一部分家务，使准妈妈有足够的时间休息。

另外，需要特别提醒一下准爸爸，现在属于孕早期，胎盘还处于不稳定时期，比较危险，性生活一定要避免。

◉ 胎教小帮手

此时的胎宝宝是一个胚泡，并在子宫内开始着床。现在的胎教就是先为胎宝宝提供一个舒适优良的环境。不管是胚胎发育的内环境还是外环境，都应该是适合胚胎发育的良好的环境。可以做的包括营养供给均衡合理，情绪稳定，心情愉悦舒畅。

准妈妈可以和准爸爸一起边想象宝宝来临时的美好情景，边听一些欢快的歌曲，让身心都得到放松，摆脱压力，夫妻恩爱，感情稳定，这样有利于提高受孕的质量，有助于宝宝神经系统的健康发育。

◉ 本周注意事项

1. 饮食要有规律。规律的饮食，能给准妈妈提供稳定的营养，能够提高准妈妈的抵抗力，更能够为胎宝宝的健康发育提供营养保障。

2. 注意冷暖，避免受凉，少吃生冷瓜果，防止感冒的侵袭。感冒是准妈妈极易患上的疾病，一旦身患感冒，切不可盲目用药，以防对胎儿造成伤害。可以通过适当的休息和合理的饮食缓解症状。

3. 不装修房屋。装饰材料中含有很多对人体有害的物质，装修还会使人劳累。另外，装修产生的噪音污染也会对准妈妈产生影响。

第四周：整个人紧张兮兮

不知不觉准妈妈的怀孕之旅已经进入了第4周，这一周你会发现你整个人变得紧张兮兮，时刻关注着自己的"好朋友"有没有按时来，如果这个"好朋友"没有按时来，那么你就到医院做一次检查，看看自己是否怀孕，准备迎接自己生命中的小天使。

◉ 准妈妈这周的感觉

刚刚怀孕的你还感觉不到宝宝的来临，部分敏感的准妈妈可能会感受到妊娠反应，有的准妈妈的身体出现类似"感冒"的症状，发烧或发冷不需要任何原因地在这几天经常出现。别担心，过几天就会自动消失。身体偶尔还会有轻微的不舒服，有时会感到疲劳，小腹偶尔会微微胀痛，乳头时不时会出现轻微的刺痛感。也有很多准妈妈没有任何感觉，很轻松。

在心理上，准妈妈会有比较明显的波动。从初为人母的喜悦和自豪慢慢平静下来后，整个人会陷入一种茫然和忧虑的精神状态，爱生气，容易难过，情绪特别敏感，往往因为一些很小的琐事都能哭上半天。

◉ 宝宝这周什么样

这一周受精卵已经在子宫内着床，现在的胎宝宝还非常小，长度大约只有0.2厘米。但你别看这个柔软的小家伙现在还不起眼，他/她其实已经开始分裂发育。目前来看，这个胎宝宝还是一个由两层组织构成的胚胎，在以后的几个月中，宝宝的所有器官和身体都会由这个胚胎发育而来。

此时准妈妈的胎盘还没有发育完成，胎宝宝所需的养分和氧气由胎宝宝周围的绒毛来提供，等胎盘逐步发育完成，就开始担负起为胎宝宝输送营养和氧气的重任了。

这周准妈妈的子宫如鸡蛋般大小，从大小上看与未怀孕前没有什么区别，但在子宫内部为了接纳胎宝宝的到来却正在发生着非常巨大的变化。在胎宝宝开始着床的时候，准妈妈子宫会变得柔软，厚度会增加，以便为胎宝宝着床创造适合的环境，当胎宝宝着床成功后，准妈妈就正式怀孕了。

◉ 准妈妈这周怎么做

在这一周，准妈妈首先要做的就是补充足够的叶酸。叶酸对胎宝宝的健康发育极其重要，所以这一周准妈妈还需要继续补充叶酸。

其次，准妈妈要选择质地优良的文胸呵护自己的乳房。由于孕早期的生理反应，准妈妈在这一周会感觉乳房肿胀、酸痛，有刺麻感，好的文胸可以让准妈妈的乳房得到有效的保护。

再次，准妈妈要特别注意自己的身体状况，如果出现阴道排出血块或者浅灰色组织的情况，要及时就医，防止流产的发生。

最后，再强调一点，在这段时间，准妈妈一定要均衡营养的摄入，选择健康绿色的食品，防止摄入有添加剂、防腐剂等化学成分的食物，在满足营养需求的同时保护胎宝宝的健康。

◉ 准妈妈这周怎么吃

现在胚胎已经以惊人的速度在准妈妈的体内进行分裂，细胞分裂需要父母体内遗传基因的脱氧核糖核酸，脱氧核糖核酸的生成就是你这段时间一直大量补充的叶酸分解的。如果准妈妈身体缺少叶酸，会导致胚胎细胞分裂障碍，还会使胚胎细胞分裂异常、胚胎细胞发育畸形，所以每天多吃一些富含叶酸的食物，继续加强叶酸的摄取量。

另外，充足的热量和优质的蛋白质也是准妈妈需要大量摄取的营养物质，其他如钙、铁、锌、铜、碘及维生素 A、维生素 D 等微量元素也是准妈妈体内必不可少的。

在这段时间，准妈妈还需要防止血虚和贫血症状的出现，在平时的膳食中可以吃一些红枣、枸杞子、红小豆、动物血、肝等食物，来防止这些症状的出现。

现在胎宝宝已经在你的子宫内安营扎寨，准妈妈早期的营养情况与胎宝宝的大脑发育有密切的相关，营养不良会影响胎宝宝脑细胞及神经系统的发育。所以准妈妈一定要注意保重身体并加强营养。

◎ 推荐食谱

芹菜炒猪肝

准备猪肝 250g，芹菜 100g，将猪肝洗净去筋后切成薄片，芹菜择洗干净后切成寸段备用。用淀粉、食盐和成浆给猪肝片上浆，锅中烧油，将上浆后的猪肝片放入油中炸制，变色后捞出沥干油脂备用。锅中烧油，下入葱姜蒜爆香，下入芹菜煸炒，芹菜炒熟后下入炸好的猪肝，依个人口味下入盐、鸡精调味，盛出装盘，即可食用。

这一周要防止准妈妈出现贫血的症状，猪肝及芹菜富含丰富的铁质，可以有效预防贫血症的发生，非常适合准妈妈在本周食用。

◎ 准爸爸这周怎么做

多和准妈妈沟通，一起来制定一个孕期日程表，把每个月应该做的事情呈现出来。多关心和照顾准妈妈。在整个孕期都要让准妈妈保持轻松愉快的心情，这对胎宝宝的发育是非常重要的，多和怀孕的准妈妈沟通交流，了解他们在孕期中会出现的情况，缓解自己得知有宝宝后的紧张和兴奋心情。

◉ 胎教小帮手

在这一周，胎宝宝已经在准妈妈的子宫内着床，并且开始快速地发育。这一段时间是宝宝大脑和神经系统发育的关键期，所以现在最好的胎教就是为宝宝提供一个舒适的发育环境，准妈妈保持轻松愉悦的心情非常关键，准妈妈应保持自己平和的心态，大怒、大悲、大喜等过激情绪都会对胎宝宝发育造成不好的影响，准爸爸和准妈妈需要格外的注意。

◉ 本周注意事项

1. 注意加强营养。充足的营养供给是胎宝宝健康成长的前提，同时充足的营养也能提高准妈妈身体的抵抗力，帮准妈妈更好地度过孕期。

2. 洗手、洗脸要用温水，洗菜不要将手浸入冰凉的冷水中，寒冷的刺激会增加流产的危险。

3. 注意厨房油烟和灶台释放的有毒气体。此时的胎宝宝还十分的脆弱，包括厨房油烟在内的各种有毒气体都会对准妈妈和胎宝宝造成伤害，必须要远离。

准妈妈第二月：
惊喜与忐忑接踵而至

　　进入第二个月，现在的你已经享受着怀孕带来的幸福了，但在幸福的同时还有那么一种担心和忐忑，你担心的是今后应该怎样去呵护这个小生命。别紧张，出现这种心情是很正常的。

第五周：身体感觉有些不舒服

进入第 5 周后，你的"好朋友"还没光顾，现在你的心情是欣喜，还是紧张？一些有计划怀孕的准妈妈可能已经发觉身体的异常，现在你可以去医院做早孕检查，确定一下自己是否怀孕了。

◉ 准妈妈这周的感觉

在雌激素与孕激素的刺激作用下，准妈妈这周有了明显的妊娠反应，乳房感到胀痛，明显增大并变软，乳晕中小结节突出，时常有恶心、孕吐的感觉。身体经常感到疲劳、困倦，而且排尿变得频繁起来。你的嗅觉和味觉都变得十分灵敏，尤其对烟酒、咖啡等变得讨厌起来。准妈妈也会感觉自己的情绪变得焦躁起来。这些早孕的妊娠反应在不同的人身上有不同的表现，开始和持续的时间也不尽相同。

◉ 宝宝这周什么样

孕 5 周的小胚胎像苹果籽那么大，长约 0.5 厘米，从外形上看很像个"小海马"。胎体大致分化出躯体和头部。细胞迅速分裂，肾脏和肝脏等主要的器官开始生长，胎宝宝背部会出现一块颜色较深的部分，这部分将会长成宝宝的脊髓。在这一周，胎宝宝的原始心血管形成，心脏开始分成心室，宝宝开始出现心跳。准妈妈的胎盘和脐带已经长成，开始为宝宝提供养分和氧气了。

⊙ **准妈妈这周怎么做**

现在胎宝宝还是个胚胎，正处在胚胎时期，胚胎中的神经系统和循环系统的基础组织首先开始分化发育，心脏和血管系统是属于最敏感、最易受到损伤的部位，所以禁止接触 X 光及其他射线，以免对胎宝宝造成伤害，或导致畸形。

在这一周，准妈妈不要做剧烈的运动，防止因为过度的运动而损伤胎儿，导致流产。

准妈妈应该去一个相对固定的妇产科医院做身体检查，使孕期的身体检查系统化。让孕期医疗手册中各项内容都完整有序。

⊙ **准妈妈这周怎么吃**

准妈妈一日三餐是必须要按时吃的，早孕反应强烈的可以一天吃 5 ~ 6 餐，少吃多餐。早餐是必须要吃的，特别注意的是尽量不要吃油条，因为炸油条里面放有明矾，明矾中含有铝，而铝可以通过胎盘侵入胎宝宝的大脑，影响胎宝宝的智力发育。有早孕反应的准妈妈也要克服不适，尽量吃东西，而且要尽量吃天然食品，补充铁和维生素 E。

另外，准妈妈也要自己善于总结规律，吃什么吐，吃什么不吐，在什么时候吐，什么时候不吐。怀孕 5 周，准妈妈要注意微量元素钾的补充，多吃一些香蕉、苹果、海产品、豆制品等含钾的食物。鱼味道鲜美，营养丰富，而且容易消化，非常适合孕早期的准妈妈食用。

⊙ **推荐食谱**

鲜虾豆腐翡翠汤

准备豆腐一块，虾仁适量，鸡蛋两颗、豌豆胡萝卜丁适量。将豆腐切成小丁，将鸡蛋打散。锅中烧水，水开后将豌豆、胡萝卜、豆腐、虾仁放入锅中，放入盐、鸡精调味，水开后用淀粉勾薄芡，然后将蛋液打入锅中。

虾的营养价值非常高，肉质软、易消化，非常适合准妈妈吃。这一周准妈妈需要补充钾元素，而豆腐里面含有钾元素，可以满足准妈妈身体的需要。

⊙ 准爸爸这周怎么做

因为准妈妈孕吐难受得厉害，准爸爸要及时充电，学习煮姜茶，姜茶具有止孕吐的效果，还要想方设法地转移准妈妈对孕吐的注意力。准妈妈的情绪从这周开始也极不稳定，时常会发脾气，准爸爸要及时安慰准妈妈，尽量让她保持心情愉快。

⊙ 胎教小帮手

现在准妈妈心理上的变化和波动比较大，准妈妈应尽量注意控制自己的不稳定情绪，不要过于兴奋或过于焦虑。保持积极、乐观的情绪能让准妈妈的食欲保持良好，可以提高准妈妈的睡眠质量，进而使胎宝宝的血液供给、心率和呼吸保持在正常状态，也可以减少畸形的发生率。经常想象胎宝宝的样子，通过自己的意念渗透到胎宝宝的身心中，此时你的情绪也会非常稳定，是胎教的最佳状态。

⊙ 本周注意事项

1.穿防辐射服，避开电脑、打印机、微波炉的辐射。5 周的胎宝宝，还十分的脆弱，电磁辐射会对其造成不良的影响，所以准妈妈要尽量避免电磁辐射。

2.预防感冒。感冒会对准妈妈造成极大的影响，不管是身体上还是情绪上，另外在这个特殊的时期不建议准妈妈吃药，这就更要求准妈妈要积极预防感冒了。

3.穿防滑的鞋，走路要小心。准妈妈在这周要格外地小心，防止摔倒或拉撑，保护好腹中刚刚着床的小宝宝。

第六周：希望变为现实后的幸福

　　孕期到了第6周，很多准妈妈都已经明显感觉到自己可能真的怀孕了。如果你还没有去医院进行检查，那现在一定要去医院检查、确定是否真的怀孕。经过医院科学检查之后，怀孕的事实得以确定。之前所有的猜测、疑惑、担心统统都烟消云散了，之前期望了很久的事情在这时终于成为现实。在这一刻，妻子和丈夫的心中想必是充满了幸福。

　　◉ **准妈妈这周的感觉**

　　这一周，准妈妈的体重与之前相比不会有太多的变化，体形也没有什么变化。从外观上无法看出已经是一位准妈妈了。

　　在这一周里，准妈妈会感受到自己的乳房出现异样的感觉，具体表现为乳房胀痛、乳房变软变大，在乳晕部位会有小结节突出，这些都是怀孕后身体分泌的雌激素和孕激素作用于身体的结果。

　　在这一周中准妈妈的另一个突出感受就是恶心，这是一种非常烦人的感觉，有时即使肚子里没有东西还是想吐，这是怀孕后最明显的一个特征。不管是早晨还是晚上，这种感觉随时都有可能来袭，让准妈妈防不胜防、饱受其苦。虽然这种感觉让人非常难受，但这是做妈妈必须要经历的一个过程。

　　这周的准妈妈因为怀孕的缘故，还特别容易疲劳、犯困。之所以会这样，是因为怀孕增加了心脏、肾脏等脏器的负担；同时全身肌肉也会长时间处于拉伸状态；另外，因为怀孕，你的基础体温在这段时间会偏高，在这些因素综合作用下，你整个人就会感到疲劳和困乏了。

相对于怀孕之前，在这一周你会明显感到自己尿频了。对于这个现象，你完全不用感到紧张。之所以出现这样的现象，是因为随着子宫的增大，会向上牵引刺激膀胱，同时子宫自身增大，会挤占膀胱原来的位置，导致膀胱存储尿液的容量相较于平时要减少许多，这就会导致这个时期的准妈妈尿意频频。

最后，胃部灼烧感以及心口痛的感觉在这周也开始出现了，这是让人非常难受的一种感觉，在整个妊娠期间，这种感觉时常会困扰你，在必要的时候，在医生的指导下，你可以通过适量的药物来缓解这种痛楚。

◉ 宝宝这周什么样

孕六周的宝宝，在妈妈的子宫里就好像一颗蓝莓，有 0.6 厘米长，5 克重。现在宝宝初级的肾脏和心脏已经形成，此时的宝宝已经有了规律的心跳，每分钟心跳达到 150 次，几乎是成人心跳速度的两倍。宝宝的神经系统在这个时候已经开始发育，大脑和脊髓在此时也通过神经系统取得了联系。此外，宝宝的消化系统在此时也已经开始发育。胎宝宝的头部、脑泡、额面器官、呼吸、消化、神经等器官开始分化。在胚胎的上面和下面已经长出了四肢的幼芽，这在日后会成为宝宝的手臂和腿。

◉ 准妈妈这周怎么做

孕六周的妈妈此时依然处在流产的高发期。所以在这一周，准妈妈依然不可大意。如果条件允许，卧床休息是让胎宝宝平安最好的方法。在运动的时候，要把握适量的原则，切记不可剧烈运动。在工作过程中，要时刻顾忌腹中的宝宝，不可做重体力工作，不能提太重的东西。

从事电脑相关工作的准妈妈，在这一阶段要格外注意远离电磁辐射，避免电脑的电磁辐射对胎宝宝造成伤害。根据相关研究，在妊娠期的前3个月，电磁辐射会极大地提高胎宝宝流产的概率。即使过了前三个月的危险期，电磁辐射也会对胎宝宝造成伤害，影响胎宝宝的智力和体质。所以准妈妈一定要远离电磁辐射，防止电磁辐射对胎宝宝造成伤害。同时，不光电脑会对准妈妈和宝宝造成辐射，诸如电视、电磁炉、微波炉等许多电子产品都会造成电磁辐射，所以在条件允许的情况下，准妈妈要尽量减少接触这些辐射源。在这个时候，准妈妈要为自己选择一件合适的防辐射服，保护好自己腹中的宝宝。另外也可以在自己工作生活的环境中养一些能防辐射的植物，也可以在很大程度上降低电磁辐射的危害。

　　在这个时候，准妈妈是时候给自己制定一个孕期规划了，包括宝宝的胎教以及自己的工作，有计划地对宝宝展开胎教，对胎宝宝以及日后宝宝的成长大有益处，宝妈、准爸爸一定要重视。另外，合理安排工作和休息，对准妈妈能否安心养胎极为重要，如果在怀孕期间准妈妈还大量工作的话，是十分危险的。

　　此外，准妈妈一定要时刻保持一个愉快的心情，这样才能够乐观面对妊娠过程中的各种痛楚，迎接新生命的到来。

⊙ 准妈妈这周怎么吃

　　孕期进入第六周，恶心、疲倦已经开始让准妈妈感到身心俱疲，所以这个时候准妈妈需要摄入足够的营养来补充身体消耗的能量，因此这个时候，让准妈妈吃得好、吃得科学就非常关键。

　　因为这周准妈妈呕吐反应比较严重，所以在这一周要选择易消化易吸收的食物来食用。如烤面包、饼干、大米或小米稀饭及营养粥等。这样既能减轻准妈妈的恶心感，缓解呕吐的症状，同时也能适当补充因为呕吐而流失的水分。

这一周准妈妈腹中的宝宝已经开始发育他/她的神经系统，所以准妈妈要多吃核桃、海鱼、黑木耳等有助于宝宝神经发育的食物，让宝宝健康地成长。

在用餐时间的安排上，因为准妈妈能量消耗大，所以要及时补充流失的营养，保证宝宝和自身的营养供给。在用餐安排上要遵循少食多餐的原则，比如"三餐两点心"这样的用餐安排，既能减轻准妈妈消化系统的压力，同时又能充分满足准妈妈身体的营养需求。

针对准妈妈呕吐的情况，建议在这一周多吃一些富含维生素 B 的食物，维生素 B_6 具有止呕的作用，能缓解准妈妈恶心呕吐的症状。

建议准妈妈要积极食用各种新鲜蔬菜，因为新鲜蔬菜富含包括维生素 B 在内的各种维生素，同时新鲜蔬菜富含膳食纤维，不但能有效缓解准妈妈的疲倦感，同时也能预防准妈妈便秘的发生。

而油炸类食物以及碳水化合物在这时是极其不建议准妈妈食用的，因为这类型食物会增加准妈妈的身体负担，加重准妈妈呕吐恶心的症状。

◎ **推荐食谱**

黑木耳红枣汤

准备泡发好的红枣 6 颗，泡发后的木耳 6 朵，冰糖 6 颗。把红枣洗净去核，木耳撕开去蒂，锅中烧水，将红枣、木耳、冰糖放入锅中大火煮开，转小火慢炖半个小时，然后将汤盛出晾凉，就可以食用了。

黑木耳有助于胎宝宝神经系统的发育，而红枣含有维生素 P，多食可以维持毛细血管通透性，改善微循环，还可以调节人体代谢、增强准妈妈免疫力，非常适合准妈妈食用。

◉ 准爸爸这周怎么做

这一周准爸爸要做的就是让自己的妻子开心。恼人的孕吐反应难免会让妻子心情烦躁，这时候作为丈夫要多一分体贴和关心，家务要抢着干，让准妈妈得到充分的休息，同时在膳食上要下足功夫，让妻子及时补充流失的营养，与妻子一起度过这一艰难的时刻。

◉ 胎教小帮手

在这周对宝宝胎教的重点就是准妈妈情绪的控制。因为在这一周宝宝的神经系统正处在快速发育阶段，所以准妈妈的情绪很大程度上会影响到宝宝发育的健康。所以在这周准妈妈一定要保持一个快乐的情绪，保证宝宝的健康成长。

◉ 本周注意事项

1. 本周准妈妈会出现尿频的现象，当感觉到尿意的时候，准妈妈要及时上厕所排尿，切不可憋尿，防止引起尿路感染。

2. 本周准妈妈孕吐现象会比较严重，所以要合理搭配膳食，尽量缓解孕吐症状。

3. 由于妊娠反应，准妈妈在这周需要格外调节自己的情绪，消除焦躁不安的情绪，以一个好的心情迎接宝宝的到来。

第七周：食欲突然旺盛起来

怀孕到了第7周，从外表上仍然看不出准妈妈有什么改变，实际上准妈妈的身体内部一直在发生着巨大的变化。饥饿的感觉随时出现，食欲突然变得非常旺盛。

⊙ 准妈妈这周的感觉

准妈妈早上起床困难，在早晨醒来会有莫名的恶心感，嘴里也有一种非常难闻的怪味，别担心，这也是大多数准妈妈在孕早期会出现的情况。这时的准妈妈饥饿感明显，食欲大增，此时体形很可能会发生变化。身体感到疲惫，无精打采，嗜睡。这一阶段多休息，只有准妈妈休息好，胎宝宝才会长得好。另外，这周准妈妈的情绪非常的不稳定，这要引起格外的重视，如果这一段时间情绪波动太大，会导致胎宝宝腭裂或唇裂，所以保持准妈妈心情的愉悦非常重要。

⊙ 宝宝这周什么样

这周胚胎细胞仍然在快速分裂，在这周末，胚胎长得就像一颗豆子那么大，长约1厘米，胎重约4g。胎宝宝的五官开始发育：大大的头，上面有两个黑黑的小点是眼睛，鼻子和耳朵初步形成，手臂和腿长出嫩芽，慢慢变长。在这一周，胎宝宝的左右大脑已经开始发育，尽管发育得还很慢。在这一周，胎宝宝的内脏正在快速地发育。胎宝宝的阑尾和胰腺已经长了出来，而他的肝脏也已经可以造出红血球，而有一段肠也开始进入脐带，里面薄薄的血管可是承担着给胎宝宝运输氧气和营养物质的重大责任呢！而胎宝宝的心脏，也开始划分左心房和右心室了，已经可以开始有节奏地跳动了。胎宝宝的心脏跳动非常快，每分钟的心跳大约为 150 次，是成人心跳的两倍。

⊙ 准妈妈这周怎么做

准妈妈需要保持适量的运动，但在运动时一定要慢，散步和慢跑要动作缓慢，尽量到能呼吸到新鲜空气的地方，户外活动尽量避开下午 4 点到 7 点，因为这个时间段城市的空气污染严重，不利于胎宝宝和自身的健康。

这一周准妈妈孕吐频繁，这会导致准妈妈口中残留呕吐物，所以准妈妈要及时漱口，清洗自己的口腔，保持口腔的健康。

准妈妈在这一周要努力稳定自己的情绪，不要大喜或大悲，这一周胎宝宝的腭部依然处在发育中，情绪波动不利于宝宝的健康成长。

在这一周，准妈妈可以为自己准备一些可口健康的零食，因为孕吐的原因，这一周准妈妈的食欲不会太好，吃一些自己喜欢的零食，可以补充一下营养，支撑胎宝宝的成长。

最后，在这一周，准妈妈下体的分泌物会增多，这需要准妈妈及时清洗、更换内衣，保持清洁、卫生和健康。

⊙ 准妈妈这周怎么吃

在饮食上，准妈妈的口味有可能和怀孕以前发生变化，也有的准妈妈和以前一样。这和每个人的激素有关系。准妈妈可以吃一些可口的零食来激发食欲，如红枣、核桃等低糖低热量的零食会增强准妈妈的食欲。多吃核桃对宝宝好，可以做个蜂蜜核桃仁菜，将核桃仁用油慢慢炒熟，然后锅中加热烧开两勺水，将白糖放入熔化至起泡，再加入炒熟的核桃仁进行翻炒，汁会越来越稠，最后变成糖浆全部裹在桃仁上，然后出锅。准妈妈吃的食物最好以清淡、易消化为主。

⊙ 推荐食谱

笋烧鸭腿

准备鸭腿 500 克，春笋一根，将鸭腿切块放入沸水中焯熟，将春笋切块也放入沸水中焯熟。锅中烧油，放入葱姜蒜爆香，然后下入鸭块煸炒，鸭块表面变黄后下入春笋继续翻炒，依据个人口味下入盐、鸡精、料酒、酱油，翻炒成熟后出锅即可。

这道菜营养丰富，可以激发食欲，适宜准妈妈本周食用。

◉ 准爸爸这周怎么做

准妈妈怀孕第 7 周了，准爸爸应尽量抽出时间去陪准妈妈到医院做产检，陪准妈妈买一些关于孕产保健的书，并一起了解和学习关于孕产保健的知识，如果时间允许的话还可以与准妈妈报个产前保健班学习。继续关注准妈妈的心情，用自己的实际行动去支持和宽慰准妈妈，用自己的关爱让她心情舒畅。准妈妈的营养要充足，所以准爸爸要辛苦一些，给准妈妈做可口的饭菜。

◉ 胎教小帮手

在这周对宝宝胎教的重点就是播放一些优美的音乐，这样准妈妈听着美妙的音乐可以平静自己的心情，准妈妈平和的情绪可以传递给自己腹中的胎宝宝，胎宝宝也会接收到，跟着一起听美妙的音乐。宝宝经常听一些健康优美的音乐，能够改善宝宝在准妈妈胎盘中的供血情况，可以让宝宝健康快乐地成长，也会为以后宝宝具有良好性格打下基础。优美的音乐可以舒缓准妈妈的情绪和身体。准妈妈也可以做一些动作比较缓慢的运动，这样对身体是有好处的。

◉ 本周注意事项

1. 现在属于自然流产的高发期，千万不要跳跃或高速旋转，以免发生危险。

2. 穿宽敞舒适的衣服，穿合脚的平底鞋。这样能保证准妈妈身体舒适，行动方便。

3. 注意身体要保暖，运动以后及时擦干汗液，避免着凉。在孕期准妈妈最怕的就是感冒，感冒让准妈妈倍感难受，但是还不能随便吃药，所以要做好预防措施，防止感冒。

第八周：腹部有时会感到痛

这一周，准妈妈的腹部有时候会出现疼痛感，请不要担心，引起腹部疼痛的原因是因为胎宝宝的各个器官一直在忙碌着成长发育，需要更大的空间，子宫不断扩大造成的。

◉ 准妈妈这周的感觉

准妈妈在这周妊娠反应会更加剧烈。准妈妈可能会发现自己的体重有所增加，在怀孕以前准妈妈的子宫就像是一个紧紧握住的拳头，而现在子宫不断地增长变大，而且变得非常柔软。感觉去卫生间小便的次数和频率越来越多，这是因为子宫在不断成长扩大的过程中挤压了膀胱，膀胱受到压迫使你总想去厕所。子宫飞快地成长还会使准妈妈的腹部有时感到痉挛，有时感到剧痛。

◉ 宝宝这周什么样

这周的胎宝宝身长大约有 2 厘米，胎宝宝的眼睛、鼻子、嘴巴、耳朵已经能够清晰地看出来了，甚至也能看到小小的鼻尖，胎宝宝不但五官长出来了，而且内脏器官也基本上长成了。另外，胳膊和腿也慢慢变长。现在的胎宝宝还属于胚胎期，因为胎宝宝的小尾巴还没有消失。我们还记得第 7 周时胎宝宝的心脏跳动大约是成人的 2 倍，速度非常快，在这一周胎宝宝的心跳变得正常。

⊙ 准妈妈这周怎么做

现在的准妈妈体重已经在悄悄地增长，准妈妈可千万不要控制饮食，盲目减肥。控制饮食会导致营养供给不足，营养不足会使胎宝宝发育停止甚至会导致流产。

这时应注意不要养猫、狗等宠物，因为猫身上携带着弓形虫，准妈妈如果感染了弓形虫，不仅会影响胎宝宝的正常发育，还有可能造成流产、早产及先天畸形。而狗身上寄生的一种"慢性局灶性副黏液病毒"，如果进入人体随血液循环后会侵害骨细胞，导致骨质枯软变形，引起畸形骨炎。

准妈妈要特别注意，小心葡萄胎。葡萄胎是受精卵在受孕时出现异常引起的，实际是没有胎宝宝或胎宝宝发育不正常。子宫内长出葡萄形状的水泡，并充满整个子宫。葡萄胎有很多症状，恶心、呕吐、厌食，特别严重。停经后出现不规则的阴道流血，腹部疼痛，有膨胀感，并伴随有妊娠中毒症状，高血压，水肿，蛋白尿。葡萄胎很容易发生病变，恶性葡萄胎容易引起大出血、流产等严重后果。

⊙ 准妈妈这周怎么吃

这周的准妈妈依然要注意孕期的营养摄入，既要保证饮食健康，又要养成良好的生活习惯。为胎宝宝的健康成长打好基础，也为胎宝宝增强免疫力打下坚实基础。

因为准妈妈这段时间一直是处于多吃少动的状态，再加上吃的食物比较精细，准妈妈可能出现便秘的问题。准妈妈除了要选择营养配方全面的奶粉，还要注意多吃一些具有润肠作用的食物，如香蕉、蜂蜜、芝麻，还要多吃一些富含膳食纤维的食物，如玉米、红薯、芹菜等，这些食物都可以调理准妈妈在孕期出现的便秘问题。千万要注意在孕期不要用泻药治疗便秘。

这周准妈妈的妊娠反应更加剧烈，孕吐反应强烈，这时候可以喝一些果汁如酸梅汤、橙汁、甘蔗汁等来缓解妊娠反应带来的不适感。也可以用一些平时喜欢吃的新鲜水果当食材烹饪食物，可缓解身体的不适。

准妈妈还要继续补充叶酸，多吃莴苣、菠菜、猕猴桃、樱桃、橘子、草莓、柠檬等食物，这些食物的叶酸含量较高。由于准妈妈血容量在不断扩充，要注意现在的准妈妈对铁的需求量会增加，甚至是平时的两倍，早些增加铁的摄入量，或多吃一些含铁的食物，如牛肉、瘦肉、动物肝、肾、蛋黄、樱桃、桃子、菠萝等，尽早预防缺铁性贫血的疾病的发生，因为患缺铁性贫血会给准妈妈带来不良后果。

虽然准妈妈的饮食要多样化，但也要格外注意有些食物是不能吃的，比如桂圆、山楂、荔枝、杏仁等有活血作用或容易使子宫收缩的食物，辣椒、丁香、茴香、洋葱、芥末、螃蟹、甲鱼、田螺、螺蛳、蚌肉等会导致漏红、腹痛，甚至导致流产。

◉ 推荐食谱

姜汁菠菜

准备 500 克菠菜、25 克生姜备用。将菠菜择洗干净后切成两半放入沸水中焯一下捞出，将生姜去皮后切成姜末，放入碗中，加入盐、鸡精、酱油、醋调成姜汁，将焯好的菠菜装入盘中，浇上调好的姜汁，拌匀即可食用。

菠菜中富含叶酸，最适合孕早期的准妈妈食用，多吃菠菜可以促进胎宝宝的生长发育。

◉ 准爸爸这周怎么做

准爸爸要细心照顾准妈妈，使准妈妈远离猫狗等宠物，也要远离他们拉的粪便，因为猫狗的粪便中也可能存在弓形虫，这种弓形虫病菌，如果准妈妈感染了，不仅会影响胎宝宝的正常发育，还有可能造成流产或宝宝先天畸形。

准爸爸不仅要在生活上细心照顾准妈妈，在精神上也要开导和理解准妈妈，加强和准妈妈的交流沟通。

⊙ **胎教小帮手**

准妈妈要在生活习惯方面保持早睡早起，胎宝宝也会和准妈妈保持共同的生活习惯。所以准妈妈的良好生活习惯会影响胎宝宝的作息习惯。

准妈妈的妊娠反应还是很强烈，会使准妈妈心情烦躁，容易暴怒，不要看悲喜交加的电视剧，或令人神经紧张的悬疑片。准妈妈要选择健康向上、幽默的书去看，可以多看看漂亮宝贝的图片，听听轻松优美的音乐，调整自己的心情，积极向上，快乐乐观，这样胎宝宝也会一样情绪稳定快乐。

⊙ **本周注意事项**

1. 准妈妈怀孕后身体免疫力会降低，抵抗力减弱，所以准妈妈要预防孕期感冒。

2. 准妈妈如果还上班，要注意劳逸结合。孕期激素水平的改变，严重影响准妈妈的睡眠质量，另外孕吐反应也让准妈妈备受折磨，身心俱疲，所以这一段时间准妈妈要注意休息，保持体力。

3. 洗澡时要注意水温不要太高或太低。洗澡是我们生活中最容易感冒的时候，所以在洗澡时一定要调试好水温，注意自己身体的保暖，而温度太高则会让身体感到不适，对腹中的胎宝宝产生影响。

准妈妈第三月：
宝宝安全关键期

　　随着怀孕第三个月的到来，准妈妈的妊娠反应也进入最激烈的时候，胎宝宝仍处在安全的关键期，准妈妈一定要时刻注意保护自己和腹中的胎宝宝，做一个坚强漂亮的准妈妈。

第九周：乳房的变化

这一周，准妈妈要当妈妈的感觉更明显了，乳房的变化特别明显，乳房变得更膨胀，乳头和乳晕的颜色变深。

◉ 准妈妈这周的感觉

准妈妈在这周不管白天还是晚上，总感觉身体疲劳，全身无力，这是由准妈妈体内分泌的激素所引起的，这些激素是准妈妈身体所必需的，这些分泌出来的激素被输送到全身各个部位。

准妈妈明显感觉自己的乳房膨胀了，乳头和乳晕的颜色变暗了，以前的胸罩感觉紧了，这时需要购买两个宽松合适的准妈妈内衣，最好是要无钢圈、纯棉、透气的。胎宝宝在准妈妈体内不断成长，子宫也渐渐变大，现在子宫发育得大概和我们的拳头一样大了，这时候是胎宝宝身体器官形成和发育的关键期。

怀孕9周准妈妈的体重增加还不是特别明显，明显增多的是白带，白带是准妈妈体内分泌的雌激素随着月份的增加而导致慢慢增多的，只要颜色正常，没有恶臭，也没引起阴部瘙痒就属于正常。

注意准妈妈这段时间经常出现的恶心和孕吐会影响准妈妈的睡眠质量，准妈妈睡前要尽量放松心情，室内温度调得稍低一些，调整合适的睡姿，以便提高准妈妈的睡眠质量。

⊙ 宝宝这周什么样

在这周胎宝宝的小尾巴消失不见了，胎宝宝的胚胎期结束，这时候胎宝宝被正式称为"胎宝宝"，这是准妈妈在整个怀孕过程中的关键期，也是胎宝宝身体各个器官形成和发育的时期。

胎宝宝的大脑、眼睛、面颊、下腭、耳郭发育成形，胎宝宝的头部很大，头颅开始钙化，在胎宝宝的整个身体中头部占据了一大部分。现在，胎宝宝的皮肤是透明的，胎宝宝内脏的发育情况我们是可以看清楚的。肝、肋骨和皮下血管正在形成，心脏、肝脏、肾脏、肠胃发育得更加发达。

在做 B 超时胎宝宝的轮廓能看得非常清晰，胎盘也出现了。胎宝宝开始以各种各样的姿势不停地游来游去，非常活跃。尽管胎宝宝在准妈妈的腹中不断地游动，但现在准妈妈还感觉不到胎宝宝的活动。胎宝宝的胳膊变长，手发育得已经可以在胸前弯曲活动。腿和脚已经长大并可以在身体前面交叉弯曲。在这周，胎宝宝的生殖器官也开始发育了。

⊙ 准妈妈这周怎么做

由于体内激素变化的原因，准妈妈在这周非常容易感到疲劳，这是怀孕后身体的自然反应，准妈妈不必因此而感到担心。为应对身体的疲劳，准妈妈在睡觉时可以适当降低室内的温度，中午的时候睡个午觉，也可以做些放松训练，缓解身体的疲劳。

另外，准妈妈可以给自己选择一件舒适的孕妇装，孕妇装可以让孕妇在穿着时让自己的身体得到放松。

在性生活方面，由于怀孕初期存在着很大的流产风险，所以尽可能地约束自己，等孕早期过去之后再说。

最后就是妊娠孕吐的问题，如果症状较轻，准妈妈可以通过吃一些易消化的食物缓解，如果吐得很厉害，那就要去医院输液来缓解了。

◉ 准妈妈这周怎么吃

从这周开始，准妈妈也要注意食盐的摄入量，盐里面含有大量的钠，准妈妈在孕期肾脏的功能减退，对钠的排量也减少，所以准妈妈在饮食方面要减少食盐的摄入量。如果你平时吃的食物过咸，对钠的摄入量太多，那么体内的钠含量就会很高，这样能改变血液中钠与水的渗透压，最后渗透到组织中，导致身体出现水肿，严重时会导致心力衰竭。准妈妈每天摄入盐的正常量为 7 ~ 10 克。注意盐的摄入量太低也会对身体不利。

准妈妈在医生的建议下正常合理地饮食，一般不会出现营养不良的情况，所以不用再额外地去补充大量营养片剂，请记住，食补比药补好得多，而且食补对身体没有副作用。

准妈妈要经常吃菠菜，因为菠菜中含有丰富的叶酸，含量在蔬菜中名列榜首，每 100 克菠菜中所含叶酸量达到 50 微克。叶酸可以保护胎宝宝免受脊髓分裂、脑积水等神经系统紊乱导致畸形的损害。

◉ 推荐食谱

菠菜炒鸡蛋

准备菠菜 250 克，鸡蛋三颗。将菠菜择洗干净后切成两段备用。鸡蛋打入碗中打散，锅中下油，油热后下入鸡蛋炒熟，盛出备用。锅中倒油，下入菠菜梗翻炒，炒软后下入菠菜叶继续翻炒，下入盐、鸡精调味，下入鸡蛋，翻炒均匀后盛出即可食用。

菠菜是富含叶酸的蔬菜，在这周胎宝宝的发育需要叶酸，这道菜正适合准妈妈在这周食用。

⊙ 准爸爸这周怎么做

准爸爸多多安慰准妈妈，因为这周准妈妈的妊娠反应会更强烈，应给予准妈妈更多的体贴。

为防止准妈妈腹部妊娠纹的出现，准爸爸可以帮准妈妈轻轻按摩腹部。准爸爸还要帮准妈妈做健康开胃的饭菜。

⊙ 胎教小帮手

在孕期，准妈妈每天都要对胎宝宝进行胎教。胎教对胎宝宝的发育非常重要，音乐胎教是准妈妈在胎教中必不可少的科目，优美悦耳的音乐会刺激准妈妈的听觉神经器官，人体的大脑组织细胞会变得兴奋，这些兴奋的大脑细胞又会使准妈妈的体内分泌有利于健康的酶、乙酰胆碱等激素，从而可以让准妈妈的身体保持在一种最佳的状态中，这样，准妈妈腹中的胎宝宝就可以健康成长了。

⊙ 本周注意事项

1. 现在仍是流产的高发期，胎盘与子宫的联系还并不牢固，此时夫妻同房会对胎宝宝造成潜在的伤害，所以在这一周，准爸爸和准妈妈还是要尽量避免性生活。

2. 保证充足的休息睡眠，因为孕期反应，本周准妈妈会容易感觉到疲劳，所以充足的睡眠休息就显得格外重要。

3. 重点关注自己的孕吐反应，如果孕吐现象严重，需要到医院及时就医。

4. 观察自身是否出现便秘现象，如果有，需要通过饮食和作息来进行调节。

第十周：情绪波动有些大

孕期进入第10周的准妈妈情绪波动变化有些大，刚刚还有说有笑，喜笑颜开，接下来就有可能情绪低落，忧心忡忡，别担心，这样喜怒不定的情绪是正常的。

⊙ 准妈妈这周的感觉

这周的准妈妈身体依然看不出明显的变化，但能感觉到自己的上围变得更坚挺，乳头更突出，乳晕的颜色变得更深了，乳头上还出现了一些白色小颗粒，这些小颗粒可以分泌油脂，能够起到保护娇嫩的乳头和乳晕的作用。准妈妈身体出现这些变化都是正在为孕育宝宝做准备呢。

这周准妈妈能感觉到自己的情绪波动非常剧烈，特别容易暴怒。这波动的情绪属于正常现象，为了胎宝宝健康成长，准妈妈应尽量调整自己的心情，保持心情愉快轻松。

⊙ 宝宝这周什么样

这周胎宝宝的体重增长到10克左右，身长已长到40毫米左右，胎宝宝的头部要比身体大很多。此时胎宝宝的嘴里长出牙蕾了，宝宝出生后就在这里长牙。胎宝宝身体的基本细胞结构已经形成了，胎宝宝除了眼睛、胳膊、腿已经初步形成，生殖器官也形成了，但还分辨不出宝宝的性别。

◉ 准妈妈这周怎么做

怀孕 10 周的准妈妈，体内的荷尔蒙不断增加，雌激素也随之急剧增加，会使阴道的酸性也增大，这样阴道很容易感染念珠菌，使阴部出现瘙痒，容易得各种妇科炎症。如出现妇科炎症，及时就医，在医生的建议下购买相应的护理液，及时进行处理。避免宝宝的健康受到影响。

准妈妈要注意最好不要坐在浴缸里洗澡，因为在浴缸里坐的时间太久会使子宫充血，最好用淋浴洗澡，洗澡时水温不要太高，洗的时间不要太长，否则会引起头晕、身体着凉。

受孕激素的影响，准妈妈会因为一点点小事情而大动肝火，或者会因为周围的人对自己的关心产生心理负担，感到心情压抑。准妈妈要适当调整自己的心情，准妈妈的心情会影响内分泌的变化，内分泌会随着血液流向胎宝宝身体里，胎宝宝也会和你一起享受快乐或伤心，此时的胎宝宝和你"呼吸相同，喜怒相应。"所以现在脾气暴躁的准妈妈要告诉自己，不能让宝宝跟着你伤心。

◉ 准妈妈这周怎么吃

准妈妈面对强烈的妊娠反应，需要加强钙和维生素的补充。钙可以增加尿液中钠的排放，从而降低身体血容量，这样身体的水肿就可以随之消除；还能预防准妈妈发生妊娠高血压，对胎宝宝骨骼的发育也非常有好处。另外，准妈妈记得平时多喝水，这样不仅可以软化大便，还能促进消化道内食物的蠕动。

准妈妈还要注意多吃含碘的食物，最好是在平时做菜时使用含碘的食盐，准妈妈每天碘的摄入量在 0.115 毫克左右为宜。母体内充足的甲状腺素可以使宝宝的大脑发育良好，宝宝大脑和骨骼发育的重要元素就是母体中的甲状腺素。如果胎宝宝在母体中缺了碘，很可能会导致宝宝出生后智力低下。所以准妈妈要在进食时适量增加含碘食物。

◉ 推荐食谱

海带炖猪蹄

准备猪蹄一个，泡发好的海带结250g。猪蹄焯水后去除血水，然后在高压锅中放入水、猪蹄、海带，下入盐、鸡精、老抽、料酒，盖盖压制30分钟，到时间后盛出即可食用。

猪蹄富含蛋白质，营养丰富，海带则富含碘，这周胎宝宝的大脑和骨骼正在快速发育，母体需要充足的甲状腺素，所以这道菜非常适合准妈妈这周食用。

◉ 准爸爸这周怎么做

准爸爸要做好准备啦，陪准妈妈外出时，准爸爸要为准妈妈背个包，包里面准备好纸巾、水、太阳伞，还要为准妈妈准备上一些吃的，以备不时之需。

现在准妈妈还处在孕早期，胎宝宝不稳定，准爸爸要多做家务，提重物，高处取东西就都由准爸爸包了。准爸爸不仅要把家里打扫得干干净净，还要让准妈妈心情舒畅，让准妈妈尽可能多地休息，一起为宝宝的健康成长努力。

◉ 胎教小帮手

宝宝的习惯培养从宝宝在准妈妈肚子里就开始了，宝宝和妈妈有共同的节奏，宝宝的好习惯从胎宝宝时期开始培养。如果准妈妈的生活习惯不够规律，或有不好的生活习惯，宝宝在妈妈肚子里也可能会接收到。所以想要生一个健康聪明的宝宝，准妈妈要在孕期养成良好的生活习惯。这也是对宝宝胎教的一个方面。

准妈妈有时会担心宝宝长得好看不好看，心中变得忐忑，准妈妈可以通过想象宝宝的形象或者在房间里挂上几张可爱宝宝的图片，想象自己腹中的宝宝和这些宝宝长得一样可爱。这样可以舒解准妈妈忐忑焦急的情绪，使心情保持愉快。

◉ **本周注意事项**

1. 准妈妈避免吸入二手烟和二手香水。烟味和香水味都会通过呼吸道甚至皮肤进入准妈妈体内对胎宝宝产生不好的影响，所以在生活中准妈妈要尽量避开这样的环境。

2. 准妈妈要警惕身体在较短时间内出现体重下降，剧烈呕吐，要及时就医。

3. 如果腹部一侧有隐痛或酸坠感，阴道有不规则出血，及时就医，警惕宫外孕。

第十一周：吐完还想吐

孕 11 周，准妈妈依然会受到强烈的妊娠反应的影响，食欲不振、恶心呕吐，吐了还想吐，准妈妈受妊娠的困扰，身体感到困乏无力，要注意多休息，保持好心情。

⊙ 准妈妈这周的感觉

准妈妈现在感觉到自己的腰围变粗了，在胎宝宝的快速生长下，胎宝宝身体大得已经充满了整个子宫。准妈妈用手轻轻触摸自己的耻骨上缘，就能摸到子宫啦。现在通过医学仪器，就可以清楚地听到胎宝宝心脏快速跳动的声音。准妈妈第一次感觉到宝宝带来的快乐和喜悦，心情特别兴奋，幸福感满满。

这周准妈妈的乳房变得更加膨胀，乳头和乳晕的颜色又加深了，阴道会继续分泌出乳白色的分泌物。

准妈妈在刷牙时有明显的牙龈出血现象，别担心，牙龈出血是准妈妈体内的孕酮含量增高、口腔供血量增加引起的。

准妈妈在妊娠早期出现的症状还有腰酸、背痛，这是因为准妈妈体内激素增加导致关节韧带松弛，而且随着准妈妈子宫在不断增大，会压迫到盆腔组织和神经，由于准妈妈腹部增大，身体重心就会向后转移，准妈妈为了适应身体平衡，腰会向前突起，而保持这样的动作时间长了，准妈妈就会感觉到腰酸背痛。

现在你已经完全进入了准妈妈的状态，凡事都要考虑自己的身体和宝宝的生长情况。

⊙ 宝宝这周什么样

进入第 11 周的胎宝宝，体重达到 14 克左右，身体长度达到了 45 ~ 63 毫米，胎宝宝头部大约占身长的一半，从这周开始胎宝宝加快了生长速度。胎宝宝的手指甲、绒毛状的头发等比较细微的地方也生长出来了，生殖器也在不断发育成长。胎宝宝已经开始在你的子宫里学会了做吸吮、吞咽和踢腿的动作。宝宝身体上的主要器官，如肝、肾、肠道、脑和肺都已经发育好了，并且开始正常工作了。

从这周开始，胎宝宝的骨骼细胞加速发育，也就是肢体会不断发育变长，钙盐会一直沉积，促使胎宝宝的骨骼变硬。

⊙ 准妈妈这周怎么做

准妈妈由于上班要礼貌或爱美的需要，每天都要把自己打扮得美美的，保持一份精致的妆容，但准妈妈在保持美的同时也要注意化妆品的危害。染发剂和发胶是不可以使用的，染发剂不仅会导致皮肤癌，还会引发乳腺癌，也会导致胎宝宝畸形。所以准妈妈不要使用染发剂。

口红的主要成分之一是羊毛脂，羊毛脂具有很强的吸附作用，准妈妈涂抹口红后，空气中的重金属微量元素、病菌等很多有害物质很容易被吸附到嘴唇上，并随着唾液或食物进入人体中，影响胎宝宝的生长。所以准妈妈不宜涂抹口红。

另一个会影响胎宝宝健康的化妆品是指甲油，准妈妈在喝水或吃东西时，这些毒素很容易跟随食物进入人体内，影响宝宝的健康成长。

准妈妈应尽量选用准妈妈专用化妆品，妆容不要过重，晚上清洗妆容一定要彻底，以防色素沉积在脸上。

准妈妈做适当的家务可以活动筋骨，对生产有利。需要注意的是，在做家务时不要长时间站立，不要抬沉重的物体，更不要到高处打扫卫生。弯腰或是蹲着的家务活尽量少干。洗菜或洗衣服时不要用凉水。做家务时动作要缓慢舒适，不要压迫到肚子。做 20 分钟要休息一会儿，避免过度劳累。

⊙ 准妈妈这周怎么吃

随着怀孕第 11 周的到来，胎宝宝也进入了全面快速的发育期。准妈妈尤其要注意保持饮食营养均衡，补充多种维生素，保证充足的蛋白质，钙、铁元素不可少。尤其是妊娠反应比较严重的准妈妈，更要加强补充钙和维生素 D，补充钙每天 800 毫克左右为宜。适当的运动可以使人体保持钙的平衡。

准妈妈可以多吃一些嫩玉米，因为嫩玉米中含有丰富的维生素 E 和维生素 B_6，维生素 E 可以防治习惯性流产、胎宝宝发育不良等，而丰富的维生素 B_6 可以有效地缓解妊娠期的多种不适症状。

准妈妈在孕期不断增长的过程中，体内产生了越来越多的血液、汗水、油和羊水等液体，准妈妈会经常感到自己口渴，这是身体对你发出的信号，身体需要很多水，所以你的随身物品中必须要有水，无论在哪里，都要能喝到水，以保持体内水分的充足。不喝或少喝含有糖、糖精、食品添加剂制作的饮料，对准妈妈身体不好。可以喝自己榨制的果汁，现榨现喝，营养又健康。

准妈妈要多吃鱼，因为鱼肉中不仅含有丰富的蛋白质，还含有丰富的维生素和矿物质，而且还含有两种不饱和脂肪酸，有利于宝宝大脑和机体发育。

⊙ **推荐食谱**

小炒玉米山药丁

准备嫩玉米粒200g，山药100g，胡萝卜100g。锅中放油，下入葱蒜爆香，倒入胡萝卜丁，煸炒变软，下入玉米粒，继续煸炒，断生后下入山药丁，煸炒几下后加入清水，下入盐、鸡精调味，盖锅盖煮5分钟，撒上葱花，出锅即可食用。

这道菜营养丰富，味道鲜美，玉米中富含维生素E和维生素B_6，维生素E可以有效避免流产的发生，而维生素B_6则可以有效地缓解妊娠期的多种不适症状。所以这道菜十分适合准妈妈在这周食用。

⊙ **准爸爸这周怎么做**

这周，准爸爸需为准妈妈备好高钙食品，多做一些补钙的食物，准爸爸还要注意家务劳动要抢着做，要勤快，减少准妈妈的劳动量。

准妈妈的腰变粗了，会感觉自己变成小胖妞了，不漂亮了，心情低落。准爸爸要及时安慰准妈妈，不管她变成什么样子，都不会嫌弃，告诉她，她是最美的。

⊙ **胎教小帮手**

怀孕第11周，胎宝宝初步的意识开始建立。可以对胎宝宝进行心智发展训练，以抽象、立体的美育胎教法为主进行胎教。美育胎教主要是通过准妈妈平时看、听、体会生活中美的事物，然后将自己感受到的美通过神经传导输送给胎宝宝，这个过程就是对胎宝宝的美育胎教。准妈妈可以欣赏一些著名的美术作品，阅读一些中外名著，一边看一边思考，体会其中的美，并把美的感受传导给腹中的胎宝宝。

准妈妈可以到环境优美、空气质量较好的大自然中去散步，散步时有规律的深呼吸，子宫通过有规律的收缩去轻轻挤压胎宝宝，胎宝宝受到这样轻微的刺激有利于大脑的发育。欣赏大自然的美，感受大自然的声音和味道，这样，整个过程都会使准妈妈拥有美好的心情，这也是对胎宝宝的美育胎教。

⊙ 本周注意事项

1. 准妈妈在进食方面千万不要大量地吃山楂，山楂会使子宫兴奋，刺激子宫收缩，容易导致流产。

2. 不要频繁变换体位，尤其不要突然坐起，或突然站起，这会让准妈妈感到头晕，造成身体的不适，影响到腹中的胎宝宝。

3. 尽量不化妆，或使用纯天然的化妆品。化妆品含有的某些成分对于胎宝宝不好，如非必要，准妈妈尽量远离化妆品。

第十二周：脸上长斑莫惊慌

进入第十二周，准妈妈的脸上可能会长出褐色的斑块，腹部也明显地长出了一条颜色较深的竖线，别担心，这是妊娠斑和妊娠纹，这些会在你分娩结束后慢慢消失。

◉ 准妈妈这周的感觉

准妈妈怀孕的前三个月进入尾声，前三个月由于胎盘还没有完全形成，胎宝宝和准妈妈的联系还不是特别牢固，所以是流产的高发期，这个时期过去，发生流产的概率也相应地降低。准妈妈的早孕反应也将得到缓解，恶心呕吐的程度减轻，不那么疲劳嗜睡了，精力也随之旺盛起来。

准妈妈明显感觉到自己的脸上、脖子上、胳膊窝出现妊娠斑，有的是褐色的，还有的是黑色的，腹部从肚脐到耻骨出现一条颜色较深的妊娠纹，肚皮和腿部长出很多毛毛，不要担心，这些皮肤的变化是孕期的正常特征，是由于准妈妈在孕期激素发生急剧变化而产生的，等分娩结束后这些妊娠斑就会渐渐消失。

准妈妈的体重开始增加了，腰围也变粗了，乳房更加膨胀，臀部也正在变宽。如果准妈妈白天坐的时间太久还会感到尾骨疼痛。

⊙ 宝宝这周什么样

这周的胎宝宝已经初具人形，身长大约 65 毫米，重量有 23 克，头部的生长速度开始变慢，其他部位的生长速度会渐渐加快。这时手指和脚趾发育得已经可以完全分开，胎宝宝开始忙着在准妈妈的子宫里一会儿伸伸胳膊，一会儿踢踢腿，熟练地做着踢腿和舒展身体的动作，其中的一部分骨骼开始变得坚硬起来，关节雏形已出现。身体由原来的弯曲状变得直起来，胎宝宝还学会了打呵欠呢。

胎宝宝的头颅钙化越来越完善，颅骨的光环较清楚，可以测量出双顶径，如果发育有明显的畸形是可以被诊断出来的，胎宝宝各个脏器越来越趋向完善。

胎宝宝的肝脏开始分泌胆汁，这时形成了完整的肺，还有甲状腺和胰腺也完全形成了。刚刚形成的肝脏已经可以制造出血细胞了，肾脏可以分泌尿液到膀胱，各个维持生命的器官都已经开始正常工作。

胎宝宝的各种动作表情丰富起来，一会儿微笑，一会儿又皱起了眉，喜欢移动胳膊，还爱玩手指和脚趾呢，经常吸吮大拇指，超级可爱。

⊙ 准妈妈这周怎么做

准妈妈有可能会患牙龈炎，患牙龈炎的概率大约为 50%。严重一些的可能会导致口腔溃疡和假膜，并伴有疼痛感。如果准妈妈在妊娠前已经患有牙龈炎，那么现在会使症状加剧。早晚刷牙是必需的，在选用牙膏时也需要注意，不能选择消炎类牙膏，因为这些牙膏含有化学制剂，对胎宝宝是有危害的，不安全。最好选择"含盐"牙膏，盐白牙膏中的盐分就有消炎健齿的作用，这是最安全的消炎牙膏，对于准妈妈来说是最佳的选择。

准妈妈的基础体温会比平时稍高，这是怀孕后的准妈妈身体代谢不断加快的缘故，所以准妈妈不要担心，不要以为自己感冒了，更不能自己乱吃感冒药，因为那些感冒药会对胎宝宝造成伤害。准妈妈可以自己测量体温，只要不超过 37.5℃，就属于正常，不需要吃药。

白天，准妈妈坐的姿势久了就会感觉到尾骨有些疼痛，这是由于逐渐增大的子宫压迫到腰椎的原因。准妈妈可以采用热敷或冷敷尾骨的方法，一次 15 分钟，热淋浴也可以，但千万注意水温不要过高。平时坐的时间不要太久，进行适当地运动，可以到室外走动走动，散散步，一般过了 4 个月这种情况就会减轻。

怀孕后的准妈妈眼角膜的敏感度会降低，还有可能出现水肿现象，因此准妈妈的眼睛很容易患上角膜炎和结膜炎。这就需要准妈妈平时多注意休息，不要过度用眼，如果眼睛近视，也不要戴隐形眼镜，必要时改成戴有框架的眼镜，这样可以让眼角膜得到休息。

准妈妈要避开有毒有害的环境，如二手烟或汽车排放尾气等都要尽量避开。

准妈妈要做好心理准备去医院做第一次正式产检，要保持良好心态，坚信宝宝一切健康。因为是第一次产检，为了全面了解准妈妈的身体状况以及胎宝宝的发育状况，医生首先要问诊，然后做产检，产检的项目比较多。需要做 B 超、白带常规、测量血压、化验尿糖、听胎心、测血压、体重、血型、妇科检查、胚胎发育情况等常规检查，因各地医院安排的不同，可能会有少许差异，还需要做 NT 检查。NT 的全名叫颈后透明带扫描，这是一个评估胎宝宝是否可能有唐氏综合征的方法，这项检查属于筛查。筛查只能评估宝宝患有唐氏综合征的风险概率，不能确诊。NT 检查正常值：不得超过 2.5（或 3），如果大于这个数值，胎宝宝患有唐氏综合征的概率较高，医生会建议准妈妈再做一次羊膜穿刺，进一步通过看染色体是否异常来进行诊断。

医院还会给准妈妈建立档案，档案里记录准妈妈在整个孕期中每一次检查的情况。这就是人们常说的"建档"。如果检查完结果显示一切正常，在孕中期可以每个月来医院做一次产检，孕晚期每个星期检查一次。

◉ 准妈妈这周怎么吃

怀孕马上就满三个月了，孕早期的妊娠反应也将过去，孕妈的胃口开始好转起来。在保证饮食既丰富又营养的情况下，尽量避免增加太多体重。如果孕前体重已经超标，吃食物时不要太放纵自己，要注意控制体重，如果营养过剩就会造成胎宝宝过大，到分娩时会变得非常困难。另外体形偏胖的准妈妈还有可能会引起妊娠高血压、妊娠糖尿病等并发症，从而危害准妈妈和胎宝宝的健康。因此准妈妈要注意，既要保证饮食营养健康，还要避免营养过度。

准妈妈孕期中要保持均衡的营养，养成良好的生活习惯，为体内胎宝宝的健康成长打下基础，也为宝宝以后的消化和免疫功能强化、脑部和体格发育打下基础。

◉ 推荐食谱

芹菜肉丝

准备芹菜一根，猪肉50g，将芹菜择洗干净，切成寸段备用，猪肉切丝，放入料酒、盐腌制备用。锅中烧油，放入葱姜蒜爆香，下入肉丝，煸炒至发白，倒入芹菜，翻炒几下，下入少许盐，鸡精、酱油，反复煸炒，炒熟，盛出即可食用。

猪肉营养丰富，能给准妈妈提供丰富的营养，芹菜则有降血压的功效，对准妈妈预防妊娠高血压能起到巨大的作用。

⊙ 准爸爸这周怎么做

这一周，准妈妈要进行第一次正式产检，准爸爸要陪伴准妈妈做产检。准爸爸应提前了解产检知识，如产检需要哪些资料，产检需要注意什么。提前把产检的资料准备好，如身份证、户口本等，陪着准妈妈去医院做产检，安慰她不要紧张，情绪要平和。

⊙ 胎教小帮手

通过子宫拍摄的相片可以显示出胎宝宝现在看起来已经非常像个小人了，胎宝宝的神经细胞在飞快地生长，已经可以做出很多反射动作，准妈妈在孕期为胎宝宝创造一个良好的环境，胎宝宝会得到美的享受。这样对胎宝宝的发育是非常有益的。

现在胎宝宝的味觉已发育完成，能够感受到甜、酸、苦等多种味道。准妈妈可以吃各种味道的食物，这样有益于胎宝宝的味觉发育。

外界的色彩、优美清新的音乐、愉快有节奏的乐曲、大自然的美好景色，都可以促使准妈妈自身分泌有益健康的激素。不仅准妈妈在享受舒适优美的环境，而且准妈妈也得到了美与快乐的感受，心情轻松愉快，使腹中的胎宝宝拥有了良好的内环境，同时也得到身心、智能的健康发育，胎宝宝生长发育的内环境和外环境保证是密不可分的。

注意胎教音乐播放不宜过于频繁，每天播放 1 ~ 3 次即可，每次 15 ~ 20 分钟。要选择节奏平缓、旋律优美的音乐或歌曲，这样可以舒缓准妈妈紧张的情绪，使身体得到放松。

⊙ 本周注意事项

1. 注意阴道出血、腰酸下坠，是先兆流产的重要症状，及时到医院就诊，可能需要保胎。

2. 避免高温作业、洗桑拿浴和热盆浴，会导致准妈妈体温升高，对腹中的胎宝宝产生不利的影响。

3. 准妈妈发烧发热时间越长，越容易导致胎宝宝畸形。这要引起准妈妈的高度重视，所以当发烧发热无法得到控制的时候，要及时去医院，让医生进行科学的治疗。

准妈妈第四月：
短暂的轻松为了迎接更大的挑战

　　在不知不觉中，准妈妈已经怀孕三个月了，虽然最"难熬"的早孕反应令人头疼，但和胎宝宝一起度过的这三个月是一段很快乐很难忘的时光。现在准妈妈和宝宝一起迈进了第四个月，呕吐、嗜睡这些早孕反应消失，进入了令人轻松的孕中期，胎宝宝相对稳定了。

第十三周：适当锻炼减少妊娠纹

进入孕中期的准妈妈，早孕反应不那么强烈了，肚皮微微凸起，整个人轻松自在。胎宝宝也相对稳定了，但依然需要我们小心呵护，孕中期是准妈妈和胎宝宝生长最快的阶段。在准妈妈的乳房、腹部、臀部、腰部有可能出现不同程度的妊娠纹，进行适当地锻炼可以减少妊娠纹。

◉ 准妈妈这周的感觉

步入孕中期的准妈妈，不仅肚子渐渐隆起，而且乳房迅速增大，宝宝正在努力成长，用手可以摸到肚脐下部微微隆起的子宫。原来的衣服开始变得不合身，需要准备宽松的衣服了。孕中期的准妈妈身体已经适应了怀孕带来的一切变化，妊娠反应减轻了，这会使准妈妈感觉全身变得很轻松，心情变美了，食欲增加了。

准妈妈发现，从耻骨到腹部出现了一条又细又黑的线，这是妊娠线，90%以上的准妈妈腹部都会出现妊娠线，一般情况下，这条妊娠线在孕8周到16周之间出现。这条线在孕前其实就有，只是不太明显。到孕中期由于准妈妈体内雌激素和雄激素分泌出现不平衡，体内的色素变得越来越多，导致皮肤底层色素沉积最后形成妊娠线。

妊娠纹的形成主要是由于准妈妈在孕期受荷尔蒙的影响，隆起的腹部与急剧增大的乳房的皮下弹力纤维受到损伤或断裂，这时候准妈妈的皮肤变得越来越薄，出现一些粉红色或暗红色的妊娠纹，这些妊娠纹宽窄不同、长短不一。妊娠纹不仅会在准妈妈的腹部和乳房出现，而且臀部和腰部也会出现。妊娠纹会影响美观，准妈妈别着急，经常进行适当的锻炼，可以增加皮肤对牵拉的抗力。准妈妈也可以使用祛纹油或橄榄油在这些部位进行适当的按摩，动作要轻，不宜过度用力，这样可以促进血液循环，增强皮肤弹性，减少妊娠纹。

◉ 宝宝这周什么样

现在，胎宝宝的身体在迅速成长，宝宝的腹部与准妈妈联结的脐带开始成形，能够通过脐带进行营养与代谢废物的交换。胎宝宝脸部的轮廓更加清晰，五官更加明显，两只眼睛在额头上凸出来，双眼向脸部中央越来越靠近，两只眼睛之间的距离缩小了，耳朵开始向正常位置迁移，嘴唇可以做张合动作，脖子已长成形，可以支撑起自己的小脑袋了，还可以支撑头部做运动。宝宝的耳朵可以感受到声音了，宝宝的小耳朵贴在准妈妈的肚皮上，然后通过皮肤的震动感受器去"听"声音，其实宝宝的耳朵到第24周时才能完全形成。胎宝宝的视觉发育在准妈妈孕期13周已形成，但胎宝宝眼睑仍然紧紧地闭合，这时候宝宝对光很敏感。

胎宝宝的神经元在迅速地增多，神经突触也在第13周形成，宝宝的条件反射能力不断增强，宝宝的小手指变得灵活起来，开始能和自己的手掌通过握住贴紧在一起，脚趾和脚底也可以灵活地弯曲，宝宝在妈妈的肚子里开始了各种活动。

◉ 准妈妈这周怎么做

进入第13周，也意味着进入了孕中期，准妈妈的肚子逐渐增大，原来的内裤紧了，感觉勒肚子，很明显不适合现在穿了。需要挑选准妈妈专用内裤，内裤最好要选透气性好，吸水性强且质地柔软的。

电脑和手机都属于电子产品，会对周围产生辐射。准妈妈要注意从现在开始减少使用手机的时间，在接打电话时，尽量使用免提耳机，在休息睡觉时，千万不要把手机放在枕头边，小心手机辐射到头部。

准妈妈在睡觉时最好的姿势是侧卧。现在准妈妈需要做一些适当的运动，为了将来能顺利地分娩和产后身体好恢复一些，准妈妈可以做一些准妈妈韵律操，也可以出去散步，还可以做一些简单的家务，这是最安全、最简单的运动。

准妈妈还要注意这个阶段脚容易出现浮肿，脚上要穿宽松、舒适的鞋，最好是选择天然材质的柔软布鞋或软皮鞋，鞋底可以防滑，鞋跟不要超过2厘米，这样会有效减少脚部的疲劳。每天泡温水足浴，也会对脚起到很好的保健作用。如果长期穿合成革或不透气的劣质旅游鞋，不仅穿在脚上感觉比较沉重而且还不透气，会导致脚的浮肿加重，所以在购买鞋时要慎重。

准妈妈在孕期不要在新装修的房内居住，新装修的室内有污染，有建筑材料散发出有毒气味，还有新家具散发出的化学物质，这些都会对准妈妈及胎宝宝产生危害。

⊙ 准妈妈这周怎么吃

进入孕中期，准妈妈的胃口大开，食欲变得旺盛起来，食量也相应地飞速增加。胎宝宝正在迅速地成长，准妈妈可以根据胎宝宝生长发育的需要，及时补充各种营养素，使各种丰富的营养物质进入准妈妈的身体里，这样营养物质就能源源不断地供给胎宝宝。

准妈妈在饮食方面要注意均衡营养，应该选择种类丰富的食物。下面我们来了解一下食物所含的营养素吧。富含充足蛋白质的食品有肉、蛋、奶；五谷杂粮里面含有碳水化合物；鱼和奶是低脂食品；水果和蔬菜里含有多种维生素和微量元素；海带、鱼、虾这些食物里面富含钙和铁。每天都要注意进行合理的饮食搭配哦。

准妈妈要记住不能贪吃，即使再好吃、再有营养的食物都不能一次性吃太多，甚至吃得过饱，或者是连着好几天大量食用同一种自己喜爱的食品。准妈妈在全面摄取各种营养物质的同时，还要注意控制好自己的体重，小心变成胖妈妈。

⊙ 推荐食谱

杏鲍菇炒荷兰豆

准备荷兰豆300g、杏鲍菇300g备用。将择洗干净的荷兰豆焯水备用，杏鲍菇切片后备用。在锅中烧油，放入葱姜爆香，倒入切好的杏鲍菇翻炒变软，将焯好的荷兰豆倒入，依个人口味加入盐、鸡精、白糖、生抽继续翻炒至熟即可。

这道菜对脾胃虚弱、小腹胀满、呕吐泻痢、烦热口渴等症状都有很好的缓解功效，是非常适合准妈妈食用的一道菜。

⊙ 准爸爸这周怎么做

为了以后能顺利分娩以及便于产后身体恢复，建议准妈妈每天做一些适当的运动。锻炼方式有：散步、游泳、骑自行车等。准爸爸可以陪同准妈妈做一些安全的运动，如准妈妈操，也可以陪准妈妈出去散散步。陪同准妈妈到空气新鲜的地方聊聊天，享受美好时光，憧憬美好的未来，安抚准妈妈的情绪，让准妈妈保持好心情。

另外，到了孕中期的准妈妈，需要更丰富的营养，准爸爸记得要继续钻研食谱，为准妈妈做更多营养美味的食物。

家里大部分的家务活仍然由准爸爸来完成，准妈妈虽然度过了不稳定期，但依然不能做过多过重的家务活。请准爸爸多体贴准妈妈和胎宝宝。

⊙ 胎教小帮手

孕中期，胎宝宝的触觉发育较为完善，准妈妈这时可以进行动作比较缓柔的运动，或跳轻柔的舞蹈，这会促使准妈妈腹中的羊水轻轻晃动，从而可以刺激胎宝宝的触觉，经常这样对胎宝宝进行皮肤刺激，会促进胎宝宝大脑的健康发育。

对胎宝宝可以进行爱抚法胎教。首先让全身放松，呼吸保持匀称，面带微笑，然后将双手轻轻放在腹部胎宝宝的位置上，按照从上到下，从左到右的顺序，轻轻抚摸胎宝宝，就像真的在爱抚小宝宝，带着发自内心的喜悦和幸福，还可以和宝宝轻轻地说悄悄话。

一个人的性格在人生发展中起到至关重要的作用。其实人的性格最早在胎宝宝期就已经开始形成。每个人的性格在慢慢形成时是离不开生活环境的影响的，准妈妈的子宫就是胎宝宝的第一个环境，在这个环境里胎宝宝能直接或间接地感受到好坏，宝宝的感受将直接影响到宝宝今后的性格形成和发展。

⊙ 本周注意事项

1. 锻炼身体时动作要轻，运动量不宜过多。适量的运动可以增强准妈妈的体质，有利于准妈妈生产，但是一定要把握度，不能过量运动，不能做危险运动，可以做一些孕妇操达到锻炼身体的目的。

2. 在人多或封闭的环境中，不要忽略缺氧问题。缺氧会对腹中的宝宝造成直接的伤害，同时也会对准妈妈产生潜在的危险。

3. 无论是工作需要，还是朋友聚会，准妈妈们都要远离舞厅。舞厅环境嘈杂且人员密集，流动性大，会为准妈妈带来潜在的危险。

第十四周：呕吐少了分泌物多了

进入第 14 周，准妈妈的流产危险性在逐步降低，恶心、呕吐等早孕反应减少，准妈妈的子宫又长大了一些。准妈妈在本周明显发现阴道的分泌物增多了，此时的准妈妈可能会遭遇便秘的困扰，需要引起注意，在日常生活中可以通过饮食调整来预防便秘。

⊙ 准妈妈这周的感觉

到了 14 周，准妈妈的体重会有所增加，腹部继续隆起。准妈妈感觉自己的乳房大小和形状也发生了变化，乳房继续增大，乳晕的面积也在继续增大，乳晕的颜色变得更深了，乳头的周围会长出一些比较凸显的小点点。另外，有的准妈妈的乳头可以挤出一些白色乳汁来，和刚刚分娩后挤出的乳汁一样。

在这一周，准妈妈感觉早孕反应减少，晨吐趋向于平静，偶尔会出现胃酸。这时候准妈妈会发现阴道分泌物明显增多，内裤上常常会有白白的东西，这些分泌物被称为"白带"。"白带"是阴道和宫颈的分泌物，这些分泌物里含有乳酸杆菌、阴道脱落上皮细胞和白细胞等。由于准妈妈体内会分泌出雌激素，而阴道分泌物的多少就是由分泌的雌激素水平与生殖器官的充血情况决定的。准妈妈在怀孕时体内的雌激素水平就会升高，且盆腔和阴道充血较多，准妈妈阴道分泌物增多是正常现象，不必太担心。准

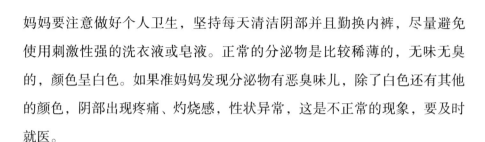

妈妈要注意做好个人卫生，坚持每天清洁阴部并且勤换内裤，尽量避免使用刺激性强的洗衣液或皂液。正常的分泌物是比较稀薄的，无味无臭的，颜色呈白色。如果准妈妈发现分泌物有恶臭味儿，除了白色还有其他的颜色，阴部出现疼痛、灼烧感，性状异常，这是不正常的现象，要及时就医。

◉ 宝宝这周什么样

到了第14周，胎宝宝身体上的所有基本构造都基本形成，身长有76 ~ 100毫米，体重大约30克。宝宝头大身体小的基本状况在慢慢改善，手指上开始长出了指纹，皮肤上长出了一层非常细小的绒毛，头发也跟着不停地生长。宝宝身体的各个器官继续迅速发育，现在身体部位的生长速度比头部要快，能够支撑头部的脖子发育得更明显了。现在，胎宝宝已经相当灵活了，在妈妈的肚子里可以做很多动作了，宝宝可以皱眉、做鬼脸，还可以吸吮自己的手指呢，宝宝做这些动作是在促进自己的大脑成长。虽然宝宝还很小，但可以在妈妈的肚子里轻松地自由转动。

◉ 准妈妈这周怎么做

原来准妈妈感到身体疲惫，在相对稳定的孕中期，开始觉得自己精力有所恢复，变得有活力了，全身也感觉舒服多了。由于准妈妈体内雌激素的不断增多，准妈妈的头发变得乌黑亮丽，甚至连头屑也很少见到，变成了天然乌黑发质。为了保护好这一头秀发，不要洗得太勤快，洗完头发也不要用电吹风吹头发，可以用木梳梳头发，这样可以改善脑部的血液循环。

在孕中期，胎盘已基本发育成形，并趋于牢固，准妈妈早孕反应明显减少，对性生活的欲望增加。这时候夫妻过性生活是可以的，但要把握好尺度，并不是多多益善，要有节制地进行性生活。对性交频率加以注意，以每周 1～2 次为宜，性交姿势要以夫妻双方舒适为宜，注意不要压迫到腹部。性交时注意卫生，尽量使用避孕套。这样就能避免在性交时精液流入阴道，从而防止将病菌传给准妈妈。

夫妻生活可以采用前侧体位、侧卧体位，也可以采用前坐体位或后背体位。准爸爸注意不要刺激准妈妈的乳头，准妈妈要调节好身体，不要使自己太兴奋，过度兴奋可能会导致流产。在孕期，夫妻之间的感情和睦恩爱，可以使准妈妈的心情愉悦，准妈妈的好心情可以有效促进胎宝宝健康生长，使得出生后宝宝的反应敏捷，身体健康。

准妈妈的肚子渐渐增大，身体的各个部位也发生了很大变化。因此要注意在日常生活中的活动姿势，不要长时间弯腰或下蹲，活动时不压迫肚子，也不要逞强去搬一些沉重的物品；做家务活要以活动身体为主，懂得适可而止。

在孕中期的准妈妈，应保持心情舒畅，心态平和，心里每天想着肚子中的宝宝，并为宝宝做一些事情，这会使准妈妈感到无比幸福。让自己做个阳光快乐的准妈妈。

◉ 准妈妈这周怎么吃

在孕中期这个阶段，准妈妈孕吐减少，食欲较好，胎宝宝在迅速生长发育，所以准妈妈在饮食方面要保证摄入自己和宝宝每天所需要的营养，注意含碳水化合物类的食物不宜摄入过多，含钙、磷、铁、蛋白质、维生素的食物要保证充足的摄入量，还要注意适当地增加一些粗粮和含钙高的食物，保证充足的营养。

孕期血红蛋白过低会导致准妈妈贫血，孕期贫血又分两种，一种是缺铁性贫血，另一种是叶酸缺乏性贫血。在平时的饮食中要注意多吃一些瘦肉、家禽、动物的肝及血，鸭血和猪血含铁较丰富，蛋类也富含铁元素。

在烧饭做菜时尽量使用铁锅、铁铲，这些炊具在烹制食物时会产生出一些很小的碎铁屑，并且这些碎小铁屑可以溶解在食物中，这样就会形成可溶性铁盐，肠道容易吸收。

准妈妈在孕中期如果出现轻微胃酸，可以在饮食方面吃一些豆类食物以及糖类、薯类，但不宜过多。另外，早上吃粥可以养胃，而且粥有中和胃酸的作用。在饮食方面还要注意少吃含糖量较高的食物，这些高糖食物会导致准妈妈体重增加，甚至体重超标，最后很可能诱发妊娠糖尿病。

◉ 推荐食谱

小炒猪肝

准备 500 克猪肝洗净备用；青红椒各一个，洗净切菱形片。将猪肝煮熟切片。锅中烧油，放入葱姜蒜爆香，放入切好的猪肝煸炒，依个人口味加入盐、鸡精、料酒调味，放入青红椒继续翻炒，断生盛出即可。

猪肝含有各种准妈妈体内需要的微量元素，在本周，准妈妈需要为自己补充各种微量元素，这道菜非常适合准妈妈食用。

◉ 准爸爸这周怎么做

这一周，准爸爸可以陪同准妈妈一起参加社交活动，陪准妈妈出去散步，鼓励准妈妈积极活动。了解一些孕期知识，学习如何照顾准妈妈，并且做好健康监护工作。

孕中期可以进行适当的性生活，准爸爸要注意动作幅度不要过大，以安全为主。不要刺激准妈妈的乳头，不要让准妈妈过度兴奋，小心导致流产。

◉ 胎教小帮手

到了孕 14 周，胎宝宝的脑部发育非常快，这时的胎宝宝虽然在准妈妈的肚子里面看不到外界的事物，但胎宝宝可以通过准妈妈的所见所闻间接地感受外面美好的世界。因此准妈妈可以通过观赏高雅的画展和参加展览会来一饱眼福，也可以走进大自然中去观赏美丽的自然风光，享受优美的环境，准妈妈看到这些美好事物都可以加强对胎宝宝的视觉刺激，别忘了，胎宝宝也可以感受到。

准妈妈可以给宝宝各种积极乐观的外界刺激，比如自己唱一首优美动听的歌曲给宝宝听，也可以朗诵小诗歌，给宝宝听听胎教音乐，这些都对宝宝有良性刺激，进而有益于宝宝大脑发育。

◉ 本周注意事项

1. 准妈妈可以喝一些有益生菌的酸奶，帮助消化。

2. 准妈妈可能会出现腹泻、便秘等情况，属于正常现象。在饮食上做一些调整，可以缓解这些症状。

3. 保证充足的睡眠时间，不得少于 8 小时。充足的睡眠能够让准妈妈体力充沛，身体健康，为腹中的胎宝宝提供养分和保护。

第十五周：有一个标准的准妈妈的样子了

进入第十五周，准妈妈的肚子更加明显了，已经是一个标准的准妈妈样子了。准妈妈在怀孕之后几乎把重心都转移到了胎宝宝身上。现在肤色有些暗淡，甚至出现斑点，准妈妈记得在关注胎宝宝的同时，也要呵护自己的皮肤，既要做一个孕味十足的准妈妈，也要做一个美丽的准妈妈哦！

◉ 准妈妈这周的感觉

怀孕十五周的准妈妈，体重增长了大约1.5千克。随着胎宝宝的不断长大，现在准妈妈腹部的盆腔中已经装不下胎宝宝了。胎宝宝和子宫一起跑了出来，这时在准妈妈的肚脐下方有明显的凸痕，能摸到宝宝现在住的小房子。所以现在准妈妈明显发现自己原来的衣服基本上紧得穿不上去了。

准妈妈脸部和身体部位的皮肤色素不断加深，色素越来越多，不断沉积下来，最后变成斑块。

准妈妈的面部失去了原有的光泽，变得有些浮肿。准妈妈的毛发也增多了，甚至会出现痤疮样皮炎。

随着孕周的不断增加，准妈妈的心肺功能负荷也在增加，心率和呼吸的速度也在加快，这些有可能会导致准妈妈情绪变得焦躁，对一些事物变得敏感而易怒。别忘了，胎宝宝现在已经能够感受到准妈妈的心情是快乐还是愤怒，准妈妈的情绪好坏对胎宝宝的心灵培养能起到很关键的作用。所以准妈妈不管遇到什么事情，都应该多想想自己腹中可爱的小宝宝，多想想令人快乐的事情，这样就会缓解烦躁情绪，变得开心起来，告诉自己不做易怒妈妈。

准妈妈明显感觉到现在晚上起来小便的次数增多了，频率增加了，这是因为胎宝宝在逐渐长大，代谢物也不断增多，对准妈妈的肾脏产生负担。这时补充水分非常重要，千万别怕麻烦，要多喝水。准妈妈还经常会感觉到自己全身发热，爱出汗，这是准妈妈的皮肤内血流速度增加导致的，可以每天洗个温水澡，这样既可以及时排汗又可以保持个人卫生。

◉ 宝宝这周什么样

到了第十五周，胎宝宝的身高大约有 14cm，体重大概为 68g。现在的胎宝宝头上开始长出了细细的头发，眉毛也开始长出来了，胎宝宝的皮肤上长出了一层细小的绒毛，此时宝宝就像是被一条毛绒毯子覆盖在身上，在今后的日子里这层细小的绒毛会一直伴随着胎宝宝，直到宝宝出生后绒毛自动消失。现在已经可以透过那层薄薄的皮肤看见胎宝宝的血管了。现在也能够看出胎宝宝的腿比手长了，手指甲也长出来了，手上的关节也能弯曲活动了。现在胎宝宝比以往更灵活了，会做很多动作呢，做鬼脸，眯着眼睛斜视，皱眉头，吸吮自己的大拇指，双手紧紧握住，胎宝宝学会了在子宫里打嗝，这预示着胎宝宝马上要开始呼吸了，宝宝还经常在妈妈肚子里的羊水中自由地游来游去。

◉ 准妈妈这周怎么做

准妈妈可以将自己第一次产检的体重作为基准，因为准妈妈的体重会一直增加，整个孕期体重会增加 10 ~ 13 千克。如果准妈妈的体重不增加或者是增加的体重值小于正常值，就要引起注意了，很可能是准妈妈的营养不良或胎宝宝在子宫内的发育迟缓造成的。而如果准妈妈每周的体重增加都大于 0.5 千克，就要注意自身身体是否正常，可以去医院做检查，找到原因，可能是准妈妈营养过剩引起肥胖，也有可能是羊水过多、妊娠水肿或多胎妊娠。

洗澡不仅可以清洁肌肤，还可以使整个人的神经得到放松。洗澡后能让整个人变得精神十足。孕期洗澡要注意最好采取淋浴的方式，避免阴道感染病菌。另外，也尽量不要到公共浴池洗澡，那里人多，感染疾病的危险性较大。洗澡时不要锁门，注意通风，以免发生晕厥，万一晕倒或摔倒，可以被及时救护。每次洗澡的时间不要太长，以 15 分钟左右为宜。如果洗的时间太长，会引起脑缺血，进而晕倒。而胎宝宝会因此而缺氧，影响神经系统正常发育。准妈妈在洗澡时还应注意水温不能过高或过低，否则会影响羊水的本身温度，影响宝宝正常发育。洗澡时的洗护用品要使用安全淡雅的，慎用味道浓郁的香薰用品。

为了母婴的健康，这周准妈妈要进行第二孕期唐氏筛查，以及确定母婴血型是否不合，如果准妈妈的血型为 O 型血，而准爸爸的血型不是 O 型，那么胎宝宝就有可能得 ABO 溶血病，这种情况常见于准妈妈生第一胎；还有一种为 Rh 不合，是准妈妈的血型为 Rh 阴性，而准爸爸的血型为 Rh 阳性，这样准妈妈在分娩时妈妈和宝宝两人的血液会产生抗体，提高危险性。这次产检很关键，一定要重视起来。做这项唐氏筛查的最佳时间是在孕期 15 ～ 20 周，主要用来排查怀有唐氏宝宝的概率。

在孕期，发烧和感冒会让准妈妈担心害怕，担心会影响胎宝宝的正常发育，在孕期，准妈妈可不能随便吃药。所以在平时准妈妈要加强锻炼身体，增强身体的抵抗力。

◉ 准妈妈这周怎么吃

进入孕中期，准妈妈的早孕反应逐渐消失了，胃口变得大起来，这也很正常，因为这时候的准妈妈担负着自己和胎宝宝两个人的营养供给任务呢。在不知不觉中，准妈妈会发现自己的肚子上、背部、大腿上都长出了肉，别担心，这是你的身体正在为以后分娩和产后哺乳囤积脂肪做能量贮存呢。所以准妈妈在这个阶段要注意饮食尽可能广泛化、多样化，增加营养。可以多吃一些富含高蛋白的食物、多吃一些蔬菜和水果。芹菜和萝卜是富含粗纤维的蔬菜，多吃一些，有益于口腔清洁，而这些粗纤维食物在口腔中被充分咀嚼，能够锻炼牙齿、按摩牙龈。可以多吃一些花生、核桃、芝麻等脂肪酸含量较高的食物，可以增加植物油的摄入量。准妈妈此时担负着两个人的营养供给，普遍会有缺锌的情况，缺锌会导致准妈妈食欲减退，消化和吸收功能减弱，适当地吃一些动物肝脏、口蘑、生蚝、牡蛎、赤贝等，这些都是补锌的最佳食物。

生活中有些食物对准妈妈和胎宝宝有不同程度的影响，准妈妈在孕期要注意少吃。不要喝酒，也不要喝咖啡，含咖啡因的饮料或食物都会影响胎宝宝的大脑、心脏、肝脏等器官的正常发育。高糖的食物尽量要少吃，否则会让准妈妈的体重超标，可能引发孕期糖尿病。平时爱吃辣的准妈妈也要注意了，辛辣食物会引起便秘，尽量少吃。现在市面上有很多含有添加剂和防腐剂的食物，如果经常吃这些食物可能会导致胎宝宝畸形或流产，所以要少吃。还有很多人都爱吃的油条也不建议吃，因为油条中含有明矾，明矾是含铝的无机物，铝会影响胎宝宝智力的发育，并且还能抑制准妈妈对食物中铁质的吸收，孕期准妈妈缺铁会导致贫血。另外就是我们常吃的调味品味精，味精里面的成分有谷氨酸钠，吃得多了就会影响身体对锌的吸收，而不益于胎宝宝神经系统的发育。

◉ 推荐食谱

双耳牡蛎汤

准备泡发好的木耳和牡蛎各100克、银耳50克,将木耳和银耳撕成小块备用,牡蛎在沸水中焯一下备用。

在锅中加入高汤,煮开后依个人口味放入盐、鸡精、葱姜汁、料酒、醋、胡椒粉等调味料。最后下入准备好的木耳、银耳、牡蛎,炖煮约15分钟即可。

牡蛎和木耳、银耳中富含钙、铁、锌等微量元素,能给怀孕的你提供丰富的营养补充。对调养身体、安心养胎很有好处。

◉ 准爸爸这周怎么做

这周准妈妈会到医院做第二次唐氏筛查,准爸爸要全程陪护,医生通过这次检查来判断胎宝宝是否有先天性疾病,进一步排除患唐氏综合征的可能。因为这是一种非常严重、可怕的先天缺陷病,所以一定要检查好。准爸爸要安抚准妈妈的情绪,保持良好状态,不紧张。

准妈妈晚上起来上厕所的次数多了,尿频变得严重起来。可能会吵到准爸爸,千万不要对准妈妈发脾气。对准妈妈多一些关心,让她晚上起来别着凉。

◉ 胎教小帮手

胎宝宝大约在准妈妈怀孕14周时就能感受到舒适或不快,这时候正是胎宝宝形成人形的时期,心灵也随着一起形成。所以,准妈妈的心情好坏对宝宝的心灵培育非常关键。准妈妈对很多事情都不能太认真,更不能斤斤计较,要学会自我安慰,自我调节。

胎宝宝在子宫里已经开始学会了打嗝,这是胎宝宝开始呼吸的前兆。现在的胎宝宝听觉也变得越来越灵敏,这时给宝宝听优美的音乐进行音乐胎教会有非常好的效果。准妈妈可以选择欢快轻柔的音乐给宝宝播放，如勃拉姆斯的《摇篮曲》，这首摇篮曲是妈妈对宝宝无尽的爱的声音，不仅曲调优美静谧，而且旋律平稳。音乐胎教可以使准妈妈的心情放松，使宝宝快乐成长。胎宝宝在准妈妈的体内就开始接受音乐的熏陶，不仅可以促进宝宝大脑发育，而且还能尽早开发宝宝的音乐潜能，使宝宝出生以后能够喜欢音乐，性格开朗，反应灵敏，为宝宝的性格培养打下良好的基础。

由于现在才到了孕15周，胎宝宝的耳蜗还没有发育，宝宝对2000赫兹以上的高音特别敏感，容易损坏胎宝宝的听力。如果胎教音乐超过2000赫兹时，要及时控制音量。尽量不要选过于悲壮、激烈、亢奋的音乐或歌曲，以免影响胎宝宝的正常发育。不要让快乐的音乐胎教变成噪声影响宝宝。

◎ 本周注意事项

1.多到户外去呼吸新鲜空气，缓解紧张情绪。多呼吸一下新鲜空气，能够让人心情舒畅，而舒畅的心情对于胎宝宝的成长发育是非常有好处的。

2.体温升高，爱出汗，适量洗澡，当心着凉。孕期感冒总是一件让人烦心的事儿，身体难受，但为了宝宝还不能吃药，那只能在平时多多保护自己，不要让感冒找上门来。

3.注意保持口腔卫生，孕中期牙周炎的发病率是非常高的。

第十六周：感觉到胎动的幸福

　　从知道自己怀孕的那一刻起，就有一个小生命入住到自己的肚子中。准妈妈就想把自己全部的爱倾注在胎宝宝身上。虽然看不见胎宝宝，但是会时时刻刻关注胎宝宝的一切。到了第十六周，准妈妈能感觉到宝宝的胎动了，这真是令人兴奋的时刻呀！感觉好幸福！

◉ 准妈妈这周的感觉

　　准妈妈的食欲大增，明显感觉到自己变胖了，准妈妈身体里血量和羊水不断增加，胎盘和胎宝宝的支撑系统逐渐长大，乳房膨胀变大，这些都是准妈妈体重增加的重要因素。不过此时准妈妈精力充沛，整个人看起来充满活力。看看自己的体重，有可能已经增加了 2 ~ 4.5 千克。而此时准妈妈摸摸自己的肚子，仍会自豪地露出满脸笑容。准妈妈的情绪波动减少了，习惯了怀孕所带来的一切变化。

　　进入十六周，准妈妈有可能会感觉到宝宝的胎动，这是非常令人兴奋的事情，从现在开始进入孕期最有意思的阶段了，准妈妈要多和宝宝交流，建立良好的关系。宝宝的第一次胎动可能会在 16 ~ 20 周，所以准妈妈如果在这周没感觉到宝宝的胎动，请耐心等待。

　　由于准妈妈孕期会分泌大量雌激素，从而会导致皮肤表层黑色素细胞分泌出大量色素，色素沉积从而使皮肤变黑。准妈妈的皮肤会变得十分敏感，还有些干燥。在洗脸时准妈妈应使用比较温和的洗面乳，用保湿的护肤品。平时适当地喝一些水，多吃蔬菜水果，保持室内温度不要太高。

现在由于准妈妈的食欲增加，消化系统功能会有所减弱，引发消化不良或者是便秘现象。

◉ 宝宝这周什么样

16 周的胎宝宝身长大约有 12 厘米，体重增加到 15 克左右，胎宝宝看上去就像一个梨，头部在脖子的支持下更直立了。如果准妈妈怀的是第一胎，在这一周很可能会感觉到奇妙的第一次胎动，宝宝在子宫里来回游动，似乎正在自己肚子里快乐地游玩呢。在肚子里还会发出咕噜声，就和肚子饿了发出的声音一样。宝宝在子宫里一会儿将脐带拉紧，一会儿又放松，玩得好快乐啊。宝宝一天中有两个胎动高峰，一个是大约下午 7 时至 9 时，另一个大概是午夜 11 时至凌晨 1 时，早晨宝宝似乎在睡懒觉，基本上不怎么胎动，宝宝胎动是在告诉我们宝宝现在很健康，正在快乐地成长。

宝宝现在的皮肤薄而透明，在这薄薄的皮肤下可以清楚地看到皮下的血管网。宝宝的腿和胳膊上的关节已经形成，指关节也开始运动。

◉ 准妈妈这周怎么做

准妈妈如果怀的是第一胎，胎动可能会在 16 ~ 20 周出现。如果怀的不是第一胎，在这一周很可能会感觉到第一次奇妙的胎动，准爸爸和准妈妈对着肚子说话，在准爸爸、准妈妈和宝宝说话交流时，宝宝会做出回应，用胎动的方式表达出自己的感觉。16 周才刚刚有了胎动，如果不是特别明显，准妈妈别太着急。准妈妈可以每天测量胎动，早上、中午、晚上各测量 1 小时，并将三次测量的结果记录相加，得到的总数乘以 4，就可以算出来一天中 12 小时胎宝宝的胎动数量。每天进行测量、登记，比较胎动数量，每小时胎动数量超过 3 次属于正常。每天胎动数量与前一天相差不是太大属于正常，如果每小时胎动少于 3 次，就要增加测量时间，每天可延长 6 ~ 12 小时。如果胎动减少一半以上，或停止胎动，表示胎宝宝可能在子宫内处于缺氧状态，需要及时到医院就诊。

⊙ 准妈妈这周怎么吃

虽然现在早孕反应基本消失了，流产的危险性也降低了，但是准妈妈对饮食的关注度不能有一丝松懈。要增加摄入各种营养素，既要满足宝宝快速生长需要的营养，还要满足准妈妈身体存储营养的需求。购买时尽量选用标准米、面，搭配小米、玉米、燕麦片等杂粮。一般孕中期的准妈妈每日主粮摄入量应在 400 ~ 500 克之间，可以保证满足身体对热量和蛋白质的需求。

每日的饮食中可以增加动物性食物，因为动物性食物可以为人体提供优质蛋白质，这种优质蛋白质是胎宝宝生长发育和准妈妈身体所需要的物质基础。豆类和豆制品也含有丰富的蛋白质，豆类所含蛋白质的质量与动物性食品所含蛋白质的质量很相似。吃这两种类型的食物可以满足机体的需要。

现在准妈妈承担着满足两个人的营养需要的任务，所以需要的营养比平时更多。但应尽量避免吃辣椒和大蒜等过分刺激的食物。也要注意避免吃过多含脂肪和太精细的食物，一定要保证铁元素和维生素的摄取量，避免营养不良。

准妈妈每天早晨醒来最好喝一杯温开水。白砂糖会消耗身体中的钙，且容易使人发胖。其实红糖中含钙量很高，红糖中钙的含量是同量白糖中的两倍，红糖的含铁量也比白糖多，另外，红糖还含有人体所需的多种营养物质，具有益气、补中、化食和健脾暖胃等作用。所以在平时的饮食中准妈妈可以用红糖代替白糖。

◉ 推荐食谱

芹菜拌腐竹

准备芹菜 150g，腐竹 30g，将芹菜择干净后，切成 1 厘米长的小段，腐竹用温水泡发 4 小时，泡发好后也切成 1 厘米的小段。锅中烧水，将切好的芹菜和腐竹放入水中炒熟，断生即可，太软了影响口感。捞出过凉，沥干水分，放入盐、鸡精、香油、生抽调味，拌匀后即可食用。

在这一周，准妈妈的身体和胎宝宝的发育都需要大量的优质蛋白质，而腐竹作为豆制品，含有丰富的蛋白质，芹菜则有降血压的功效，对预防妊娠高血压有很好的功效。

◉ 准爸爸这周怎么做

这周准爸爸和准妈妈一起期待宝宝的第一次胎动。这是多么令人兴奋的时刻，准爸爸可以进行家庭监护，这样有利于随时了解胎宝宝的情况。准爸爸对胎宝宝的关爱会传送给准妈妈，准妈妈会将感受到的爱传达给胎宝宝。

在这一周可以听胎心音了，这么光荣的事情就交给准爸爸来做。准妈妈排尿后将身体仰卧在床上，并将两条腿伸直，准爸爸依照医生指定的听胎心部位将耳朵直接或用木听筒贴在相应的位置，仔细听即可听到宝宝有节奏的搏动。正常情况下宝宝平均每分钟胎心跳动 120 ~ 160 次。如果多次发现宝宝胎心跳动过快、过慢或不规则，那么就要立即就医查看情况。

◉ 胎教小帮手

准妈妈从音乐胎教开始，逐步进行对话胎教。优美的音乐总是让人心情舒畅，心旷神怡。优美的音乐可以使烦躁的情绪变得稳定，经常听优美的音乐，可以激发胎宝宝的情绪和反应。准妈妈休息或做家务时都可以打开音乐，欣赏音乐，可以听《春江花月夜》《平沙落雁》《雨打芭蕉》等，这些都是优雅的音乐，边听边想象自己仿佛就在这美好的大自然中，全身心放松，享受这份惬意。每天准妈妈还可以哼唱几首自己喜欢的歌曲或富有节奏的小调。准妈妈还可以放上美妙的音乐当作背景，然后跟宝宝进行对话，这样既可以刺激到胎宝宝的听力，促进宝宝听觉的快速发育，又能增进母婴关系。

◉ 本周注意事项

1. 孕中期注意均衡膳食，既满足宝宝的营养需要，又不至于让自己的体重增加过多。

2. 这一周对于准妈妈而言相对轻松，准妈妈可以利用这难得的轻松时光出去转转，放松一下心情，但准妈妈外出时，记得戴上遮阳帽。

3. 记录好宝宝的第一次胎动。这一周很多准妈妈会感受到宝宝的第一次胎动，这是让人幸福的时刻，准妈妈要把这个时间记录下来，等产检的时候告诉医生，医生能够通过这个信息判断宝宝的发育健康状况。

准妈妈第五月：
肚子开始变大了

　　孕期进入第五个月，准妈妈的身材发生变化。这是由于准妈妈的子宫在不断增大，腹部比以前圆润了，身体变得丰满起来，肚子开始变大了，具有了准妈妈的风姿。

第十七周：补充充足的钙

进入第十七周，宝宝也将进入发育的关键期。宝宝的循环系统和尿道等开始工作了，宝宝现在可以不断地将子宫中的羊水呼出和吸入。本周是胎宝宝长牙根的重要时期，所以准妈妈要注意多吃含钙量高的食物，补充充足的钙，为宝宝以后有一口坚固的牙齿打下良好的基础。

◉ 准妈妈这周的感觉

现在准妈妈的肚子突出较为明显，体重增加 2 ~ 2.5 千克，子宫继续增大，受孕激素的影响，准妈妈的臀部会逐渐变宽变厚。乳房变得更加敏感、柔软，甚至有时会有些疼痛。准妈妈腹部也会偶尔感到一阵剧痛，这是由于腹部韧带拉伸引起的，有的准妈妈因此而感到背疼。

从这周开始，准妈妈的身体重心会发生变化，这种变化是随着子宫的不断增大而发生的，这种变化可能会让准妈妈觉得行动开始变得不太方便了。

当准妈妈用手触碰腹部时，会感觉到胎宝宝做出的轻微反应。准妈妈和宝宝越来越变成人们关注的焦点了，平时应该怎么做和不应该怎么做的建议在耳边时常出现，接连而来的声音不仅有家人和朋友的，还可能有不认识的人的，他们的建议大多是善意的，但大量的信息在耳边不断响起，可能会给准妈妈产生心理压力，让准妈妈感到烦躁。多想想腹中的宝宝，只有妈妈快乐宝宝才快乐。

◉ 宝宝这周什么样

现在的胎宝宝身长大约 13 厘米，体重增长至 170 克左右。胎宝宝的双眼仍然紧闭着，原来的双眼偏向两侧，现在开始逐步向前集中，眼睛长得更大了，眼睛周围的眼睫毛和眉毛都长得更长了。胎宝宝在准妈妈子宫里游动得更加频繁了，有时候就像一条小鱼在自由自在地游玩，有时小脚丫还会踢到妈妈的肚子呢。宝宝已长出的骨骼在逐步硬化，循环系统、尿道已经开始工作了，胎宝宝能够平稳地吸入和呼出羊水，平时宝宝喜欢玩玩自己的小手和小脚，现在脐带也变成了宝宝的玩具，一会儿将脐带拉紧，一会儿又放松，玩得非常开心。现在胎宝宝的肺部也正在进一步发育。胎宝宝的皮肤呈现出半透明的红色，身体上面覆盖着一层白色的胎脂。胎宝宝的视觉、味觉、听觉不断在发育，面对强光，宝宝可以做出反应，宝宝现在能够听到外面的声音，也可以品尝到一些味道了。

◉ 准妈妈这周怎么做

进入孕五月后，准妈妈去卫生间的频率更高了，有时候喝的水很少但还是总想去卫生间，这是由于子宫逐渐长大，压迫了膀胱，尿频属于正常现象，准妈妈不要担心，而且注意不要为了少上厕所，怕麻烦，而减少喝水量。

准妈妈皮肤上的变化虽然会在产后自动消失，但在孕期的日常生活中也可以采取一些安全措施，无论晴天还是阴天，无论在室内还是室外，都应该养成每天早晨涂抹防晒霜的习惯，尽量减轻皮肤色斑加深的程度。

随着孕周不断增加，准妈妈的乳房变得更敏感、更柔软了，有时还会出现疼痛感。为了产后宝宝能得到更好的哺乳，准妈妈现在就要把乳房和乳头的护理提上日程。准妈妈每天可以轻轻抚摸乳房，在乳房周围先涂上润肤油，然后用一只手轻拉乳头上下来回捻动，力度不要过大。另一只手由上至下，再由下至上来回推乳房，每天坚持这样按摩乳房，可以使乳房和乳头慢慢变长变大，为将来更好地哺乳打下基础。母乳中所含的营养物质最适合婴儿消化吸收，而且母乳中含有多种抗体，能够降低婴儿生病的概率，所以为了产后宝宝能得到更好的母乳喂养，准妈妈现在就可以开始护理乳房和乳头了。

⊙ 准妈妈这周怎么吃

伴随着胎宝宝生长速度越来越快，长得越来越大，准妈妈要重视早餐的质量，注意营养均衡，把早餐当正餐吃，这样既可以加强营养和能量供给，又可以控制准妈妈的体重增长速度。如果准妈妈从平时的饮食中获取的钙不够充足，无法满足胎宝宝的正常生长发育，胎宝宝就会想办法从准妈妈的骨骼中夺取自己所需要的钙，从而影响到准妈妈的身体健康。如果准妈妈长期处于缺钙或缺钙程度非常严重的状态，会导致母体血钙浓度降低，准妈妈会出现小腿抽筋或手足抽搐的现象，还有可能会引发骨质疏松，影响胎宝宝正常发育，胎宝宝可能会患先天性佝偻病。因此补钙应成为每个准妈妈关心的事情。在孕中期，准妈妈要多吃一些富含钙和维生素 C、维生素 D 的食物，以保证供给胎宝宝足够的钙。

准妈妈随着孕周的增加，胃肠道功能逐渐下降，分泌出的胃酸在减少，胃肠蠕动也在不断地减弱，所以准妈妈在今后的饮食中一定要注意避免吃冷热食物，减少对胃部的刺激，尽量减少在外面吃饭就餐次数，小心外面的食物、碗筷不卫生引起胃部不舒服。

由于孕中期很多准妈妈运动量减少，经常出现便秘的情况，尽量不要使用药物治疗，应多吃一些有助于通便的食物。

⊙ 推荐食谱

黄豆排骨汤

准备排骨 250g，黄豆 100g，将黄豆在温水中浸泡 5 小时以上，待黄豆充分泡发后，洗净备用。将排骨剁成小块，洗净，焯出血水。将焯过的排骨和黄豆一起放到砂锅之中，放入盐、鸡精调味，在砂锅中文火煲三个小时，出锅的时候撒上葱花即可食用。

排骨富含营养成分，黄豆富含钙质，这周准妈妈需要大量补充钙质，所以这道菜很适合准妈妈在本周食用。

⊙ 准爸爸这周怎么做

到了这一周，准妈妈的身体变得有些笨拙了，甚至记性也变得不太好了，准爸爸要多提醒准妈妈哪些事情是应该做的，哪些事情不能做。准爸爸继续帮准妈妈分担家务活，有时间多陪陪准妈妈，还要多和宝宝说说话，提前培养一下感情。

准妈妈的肚子越来越大，以前的衣服都穿不上了，准爸爸可以帮准妈妈买几件漂亮、舒适的准妈妈装，让准妈妈感受到关心和幸福。

⊙ 胎教小帮手

现在准妈妈已经到了孕中期，母体所吸收的营养、身体不适所服用的药物以及准妈妈各种情绪的变化所引起的内分泌改变，都会变成胎宝宝生长的化学环境；而准妈妈子宫内的温度、压力，还有准妈妈身体做出的各种姿势和运动，以及准妈妈体内外的声音等构成了胎宝宝生长的物理环境，不管是化学环境还是物理环境都会直接、间接地影响胎宝宝的生理、心理发育，所以准妈妈现在一定要多注意胎教。孕中期是对宝宝进行胎教的最佳时期，有意识地与胎宝宝进行对话沟通，轻轻地抚摸腹部，看一些漂亮、美丽的图片，听听古典音乐，胎宝宝会听到也会感受到浓浓的母爱，胎宝宝会安心地健康成长。

准妈妈还可以进行运动胎教，适当地运动刺激会让胎宝宝做出反应，现在胎宝宝已经非常灵活了，运动胎教有利于宝宝发育。有的胎宝宝胎动活跃，有的准妈妈到 18 或 20 周才能感受到胎动。

对宝宝进行运动胎教时，准妈妈先躺在床上或沙发上，也可以坐着，姿势要舒服，准妈妈左手压住自己腹部的一边，右手压住另一边，轻轻按压，感觉宝宝的反应，这样反复做几次，胎宝宝会感觉到触摸，并且会用自己的小脚丫去踢肚子来回应，准妈妈可以变换位置拍打肚子，但不要离得太远，这样就可以和宝宝互动了。这样的活动可以每天做 1 ~ 2 次，每次大约 5 分钟即可。运动胎教其实就是对胎宝宝开展积极教育，有计划有意识地对胎宝宝进行适当刺激，促使胎宝宝受到外界刺激并做出相应的反应，进而刺激胎宝宝大脑和身体运动功能的发育。

◉ 本周注意事项

1. 孕中期阴道会有很多分泌物，注意阴道的卫生。

2. 准妈妈不要留长指甲，把指甲剪短，不涂指甲油。指甲太长会给细菌滋生留下余地，为了准妈妈和宝宝的健康，不要留长指甲。

3. 准妈妈在这段时间可能会出现腹部一侧疼痛的情况，这属于正常现象，是因为宝宝生长导致子宫增大而产生的，但如果腹部长时间疼痛，最好找医生看一看。

第十八周：行动有些不方便

进入孕 18 周，胎宝宝的胎动更频繁了，准妈妈肚子在不断增长，准妈妈行动起来也不太方便了，行动也显得有些笨拙了，要时刻注意安全。

◉ 准妈妈这周的感觉

随着孕周的不断增长，准妈妈的肚子也越来越大。准妈妈的身体重心开始向前移动，自己能明显感觉到行动没有以前方便了。准妈妈有时会感觉到腿部和尾骨有些疼痛。很多准妈妈还会受到痔疮的困扰。由于孕期身体内分泌的变化，有些准妈妈还会出现鼻塞、鼻黏膜的充血和鼻子出血的情况，这属于正常的现象，会慢慢减轻的。准妈妈需要注意千万不要自己滥用一些滴鼻液或抗过敏药物。如果鼻出血非常严重，就有可能患有妊娠高血压综合征，要及时到医院就诊。

有的准妈妈在 16 周就感觉到了第一次胎动，有的准妈妈在 18 周才能感觉到，如果准妈妈怀的是第一胎，有可能到 20 周才能感觉到第一次胎动。第一次胎动是非常令人兴奋的，准妈妈可以把宝宝第一次胎动的情况记录下来，去享受宝宝最初的一些微妙的小动作的感觉。

◉ 宝宝这周什么样

在这一周，胎宝宝的身长大约为 14 厘米，体重大约为 200 克。胎宝宝的双眼正在向前集中，向中间靠拢。现在胎宝宝的胎动更频繁了，这时候准妈妈可以和胎宝宝多交流，胎宝宝在肚子里也是会听到的。在准妈妈和宝宝说话的时候，宝宝会做出相应的反应，这是一种非常好的交流互动游戏，准妈妈记得要多和宝宝做这样的互动游戏。

在这一周准妈妈不管怀的是男孩还是女孩，胎宝宝的生殖器都已经形成了。如果是女孩，宝宝的阴道、子宫、输卵管此时都已经发育到位了；如果是男孩，宝宝的生殖器正在生长，宝宝的性别基本上已经可以判断出来了。

◉ 准妈妈这周怎么做

准妈妈平时可以适当地做一些动作轻柔的体操、瑜伽，也可以出去散散步，适度的运动可以减缓孕期不适。坚持适度的孕期体操、瑜伽锻炼，能让准妈妈更容易顺产，对产后恢复有利。经常散步除了可以缓解不适，还是一种很好的运动胎教形式。从现在开始，准妈妈可以做骨盆底肌肉练习，这个练习可以使准妈妈以后分娩时更快、更容易！

如果准妈妈必须出远门，请产科医师将自己的一些特殊情况写下来，准妈妈随身携带，途中如果有身体不适的情况，医生就可以立即给出正确的应对措施了。

◉ 准妈妈这周怎么吃

现在正是胎宝宝骨骼发育的时期，再加上双眼的视网膜即将开始发育，宝宝身体急需维生素、钙和磷。准妈妈只要平时饮食均衡，胎宝宝需要的维生素就可以从妈妈的饮食中获取。而有的准妈妈听到胎宝宝现在需要维生素，就迫不及待地盲目服用各种各样的补剂，其实盲目地补充各种补剂会对胎宝宝造成损害。我们可以通过饮食来补充维生素，糙米、小米、玉米面、水果中含 B 族维生素较多。西红柿、辣椒、草莓、柑橘、葡萄等新鲜蔬菜和水果中含维生素 C 较多。含维生素 E 较多的食物有芝麻、花生、大豆、鸡蛋、肉类等。鱼、蛋、西红柿、胡萝卜、白菜中富含维生素 K。在孕期，只要准妈妈饮食不单一，饮食均衡，胎宝宝对维生素的需求量通过食补就可以满足。

准妈妈现在的食欲逐渐增强，有时候胃部感觉膨胀，准妈妈可以每天吃 4～5 次饭，每次吃得不要太饱，这样既可以补充营养，也可以缓解和改善准妈妈因吃得太多而引起的胃胀。准妈妈控制好饮食，不要肆无忌惮地吃，吃得过多对自己和胎宝宝都有负担，容易引起肥胖，患妊娠高血压和糖尿病的概率增大。所以准妈妈每周都要对自己的体重进行测量记录，争取把体重控制在正常的增长范围内。

◉ 推荐食谱

西红柿炒鸡蛋

准备西红柿两个，鸡蛋三颗。西红柿洗净去皮后切块备用。鸡蛋打散备用。锅中烧油，下入鸡蛋，炒熟盛出，另烧油，下入西红柿翻炒，下入盐、鸡精、白糖调味，等炒出汤汁后下入炒好的鸡蛋，翻炒几下出锅装盘。

西红柿和鸡蛋都富含维生素，这道菜可以为准妈妈提供大量的维生素，满足准妈妈身体的需要，进而为胎宝宝的健康成长提供保障。

◉ 准爸爸这周怎么做

准爸爸要为准妈妈分担家务活，在家抢着做家务，注意不要惹准妈妈生气，因为准妈妈的心情会影响胎宝宝的健康成长。准妈妈对宝宝的关心会越来越多，对准爸爸的关心会少一些，准爸爸这时候可不要失落啊。

◉ 胎教小帮手

现在胎宝宝已经有了自己的情绪，在不高兴时会用自己的小脚丫踢妈妈的肚子，这个踢打和胎动是不同的，准妈妈感觉自己被"踢"时，可以用手轻轻抚摸肚子，和宝宝说说话，问问宝宝为什么生气了？时间长了，宝宝会感觉到妈妈的爱。

多给胎宝宝听听音乐，对宝宝是有好处的，音乐会对宝宝的智力发展有一定的影响。准妈妈也可以经常为宝宝唱摇篮歌曲或抒情歌曲，在唱歌时妈妈高兴宝宝心情也会很好的，从现在开始就可以培养宝宝和妈妈的感情了。

周围的环境会影响准妈妈的情绪，而准妈妈的情绪又会影响到胎宝宝的心情。所以准妈妈要选择舒适愉快的环境，床上用品、室内温度都要舒适，从而使准妈妈可以享受到优质的睡眠，这样对宝宝的生长发育也有益。

◉ 本周注意事项

1. 如果是职场准妈妈，尽量减少工作量，量力而行，不要加班熬夜。熬夜对人的身体危害巨大，尤其是准妈妈，更加不可以熬夜。

2. 准妈妈在睡觉前泡脚可以驱除疲劳，促进睡眠。

3. 准妈妈食欲再好，也要控制好饮食，过量地吃会导致肥胖。肥胖不但影响准妈妈自己的形象，更关键的是会导致腹中宝宝营养过剩，生长过大，对日后生产产生不利的影响。

第十九周：乳房的变化更明显了

进入第十九周，准妈妈终于可以松一口气了，因为胎宝宝流产的高发期终于度过了，让准妈妈备受折磨的孕早期的妊娠反应也逐渐消失了，现在，宝宝发育导致畸形的危险性也降低了，更令人兴奋的是，可以感受到宝宝的胎动了。准妈妈在这周会发现，自己乳房的变化更大了。

◉ 准妈妈这周的感觉

在这一周，准妈妈的子宫继续增大，在肚脐下方很容易就可以摸到子宫。准妈妈的腰变粗了，行动起来也有些笨拙了，是时候给自己选择一套得体的准妈妈装了。

准妈妈可能会发现自己的皮肤又有些变暗了，尤其是头部面颊上方、上嘴唇、前额周围出现了暗色斑块，这是蝴蝶斑，准妈妈对此不必太过担心，这些蝴蝶斑在分娩后就会逐步消失。

现在准妈妈的乳房变化更加明显，乳晕和乳头的颜色又加深了，乳房变得越来越大，这是乳房在逐步为产后哺乳宝宝做准备呢。准妈妈对乳房和乳头的保养要重视起来，乳房在逐步增大，乳腺也随之变得发达起来。如果准妈妈一直忽略对乳房的保养，那么乳房里面的组织就会变得松弛，乳腺管的发育也会受到影响，可能会影响到产后的哺乳，出现母乳缺乏的现象。

⊙ 宝宝这周什么样

到了孕 19 周，胎宝宝的身体长度已经是上个月的两倍。孕中期准妈妈做 B 超时，可以清楚地看到胎宝宝在子宫里非常活跃，做各种动作，如踢腿、屈身、伸腰、后仰、滚动、吸吮自己的大拇指，还会很频繁地变换姿势呢。现在做 B 超，医生已经能够分辨胎宝宝的性别了。胎宝宝的腿部与身体其他器官正在成比例生长，胎宝宝在本周最大的变化就是，宝宝身上的每个感觉器官都开始按照区域快速地生长。在胎宝宝的脑部，分管触觉、味觉、嗅觉、视觉和听觉等的神经细胞正在逐步分化。

也许准妈妈会担心，胎宝宝在羊水里浸泡久了皮肤会不会变得皱巴巴的？别着急，宝宝会用自己的方式保护自己，胎宝宝在这周会分泌一种胎宝宝皮脂，这种皮脂是一层白色的滑溜溜的物质，会把胎宝宝保护起来，进而避免宝宝的皮肤在羊水中过度浸泡。

⊙ 准妈妈这周怎么做

现在准妈妈的乳房越来越大了，所以准妈妈要开始注重保养自己的乳房了，首先一定要为自己选择舒适、合身的内衣，然后就是每天坚持对乳房进行保健按摩，可以从乳房周围慢慢向乳房的中心按摩。准妈妈对乳头的护理，可以先把植物油或矿物油涂抹在乳头上，使乳头上原有的积垢和痂皮变软，然后再准备温热的肥皂水和柔软的毛巾，用软毛巾蘸上温水轻轻擦洗，将乳头擦洗干净后，最后在乳头上涂抹一层防裂油。保护好乳房和乳头，使乳头坚韧、挺起，等宝宝将来分娩后，才能保证哺乳的顺利以及经得起宝宝吸吮。如果有的准妈妈发现自己的乳头扁平或凹陷，那么就需要准备一个乳头纠正工具——乳头矫正器，对乳头进行矫正。准妈妈在孕期 6 个月前使用乳头矫正器，大概 3 个星期就能有明显的改变，发现乳头明显被矫正和拉出来了，为今后的母乳喂养做好充分准备。

此时准妈妈容易出现各种口腔疾病，准妈妈需要保护牙齿，做好口腔护理。首先选用的牙刷要头小、刷毛要柔软，其次要做到有效刷牙。准妈妈可以每天刷 3 次牙，每次不少于 3 分钟。准妈妈还可以依个人口味购买漱口水，在饭后、睡觉前含漱 3 ~ 5 分钟，也可以起到清洁口腔的作用。准妈妈还可以嚼不含蔗糖的口香糖清洁牙齿。准妈妈最好在孕中期 4 ~ 7 个月间去医院口腔科做一次检查。

这周宝宝更活跃了，会出现频繁的胎动，准妈妈也能感受到。现在准妈妈数胎动要成为每天的必修课。数胎动的时间最好固定在每天晚上，在 8 ~ 9 点，宝宝的胎动平均每小时为 3 ~ 5 次。准妈妈要坚持每天数胎动，这是监测宝宝是否一切正常的最佳途径。

⊙ 准妈妈这周怎么吃

准妈妈在本周应适量地摄入脂肪，脂质是人体大脑及神经系统的主要成分。可以吃点鱼肉以及核桃、腰果等干果，这些食物都有利于胎宝宝大脑的发育。

在这周，准妈妈容易出现便秘和烧心等情况，在饮食上可以进行调理。可以多吃些富含纤维的食品，如芹菜、白菜、粗粮等，可以缓解便秘。烧心大部分是由于在进食中摄入的糖分过多引起的，可以多吃一些萝卜，因为萝卜中含有消化糖的酶类，可以减缓烧心情况。准妈妈只要平时不挑食，饮食多样化，那么供应宝宝所需的营养一般是可以满足的。但需要注意的是，准妈妈的营养摄入不是越多越好。

这时候准妈妈的脸上出现了一些黄褐斑，虽然是正常现象，但爱美的准妈妈还是有些烦恼。别担心，平时多吃一些猕猴桃、鲜枣、橘子、柠檬；还有冬瓜、西红柿、土豆、卷心菜、花菜、豆制品和动物肝脏等食品，对消除准妈妈脸上的黄褐斑有一定的辅助作用，平时多吃一些会减少黄褐斑的入侵。另外不要在太阳下暴晒，避免色素变化，出门涂抹防晒霜，做好防晒工作，保护好皮肤，这样也可以减轻出现蝴蝶斑的程度。

准妈妈可以自己做果蔬汁，既营养又健康，如胡萝卜苹果汁，将适量胡萝卜、苹果、圆白菜混合起来榨成汁，早晨和晚上各喝一杯。胡萝卜、苹果汁里面含有丰富的钾、镁、铁和维生素，可以维持身体里盐分的平衡，这款果蔬汁能够预防妊娠高血压。

◉ 推荐食谱

炝炒卷心菜

准备卷心菜一颗，干辣椒少许。将卷心菜撕成小块洗干净备用，锅中烧油，下入葱姜蒜、干辣椒爆香，锅中下入卷心菜，转小火慢慢煸炒，直至卷心菜变软、出水。放入盐、鸡精调味，出锅盛盘。

卷心菜可以在一定程度上消除准妈妈脸上的黄褐斑，在这一周给准妈妈多吃一些卷心菜、花菜等蔬菜，可以保护准妈妈的皮肤，消除准妈妈的烦恼。

◉ 准爸爸这周怎么做

当准妈妈身体感到很疲惫、慵懒时，准爸爸要主动让准妈妈靠在自己身上。这样准妈妈会感到很舒服，准爸爸可以轻抚准妈妈的背部，给予她更多的关怀和心理安慰。

准爸爸也可以参与到胎教中，准妈妈保持舒适的姿势，准爸爸在旁边对着准妈妈的肚子和宝宝说话，语调要平缓，声音音量不要太大，以免吓到胎宝宝。

◉ 胎教小帮手

孕中期，准妈妈对胎宝宝可以进行情绪胎教，准妈妈要把生活环境布置得舒适、整洁；多欣赏一些美的事物；多到野外或公园呼吸新鲜空气；多听一些旋律优美、舒缓的音乐；多看科学育儿的书籍、唯美的诗歌或童话故事，陶冶一下情操。准妈妈宁静、愉悦的精神状态是最好的情绪胎教。

准妈妈的心情会影响胎宝宝的情绪。情绪胎教有利于胎宝宝大脑发育，可以促进胎宝宝记忆力的发展，等宝宝出生后性情平和，情绪稳定，不会经常哭闹，可以形成良好的生物作息规律，如宝宝按时睡眠、排泄、进食等，宝宝也会很聪明的。

如果准妈妈情绪长期处于不安或焦虑状态，很容易引起胎宝宝发育异常，甚至会导致新生儿唇裂。准妈妈在生气、焦虑、紧张不安或忧郁悲伤时，会改变血液中内分泌激素的浓度，胎宝宝会感受到，并表现出不安和胎动增加。所以准妈妈为了以后宝宝能够健康地成长，要避免过于烦恼和忧虑。

胎动胎教是准妈妈和宝宝最直接的交流方式，当宝宝胎动时，准妈妈要对宝宝的胎动进行回应，胎宝宝感觉到时也会做出相应的回应，这样就可以直接增进母婴之间的感情。

◎ 本周注意事项

1.准妈妈要保持室内通风，注意保持空气流通。新鲜的空气让人心情舒畅，同时也有利于准妈妈身体的健康，对腹中胎宝宝的发育也大有好处。

2.准妈妈要远离吸烟的环境，因为吸入香烟会导致胎盘供血不足，影响宝宝的正常发育。

3.准妈妈可以进行适当的体育锻炼，但不要做刺激的运动。运动幅度过大，可能会伤到腹中的宝宝，所以要格外小心。

第二十周：身体开始浮肿

怀孕到二十周，对于准妈妈而言，有着里程碑式的意义，因为你的孕期在这一周就过了一半了，看着自己变胖的身材，变粗的腰肢，相信许多准妈妈都会感慨万千。在这一周准妈妈的身体开始变得浮肿起来，这是要引起各位准妈妈注意的变化。

◉ 准妈妈这周的感觉

怀孕 20 周，准妈妈的体重大约增长了 3.5 千克，从现在起，准妈妈的体重预计平均每周会增加 0.45 千克左右。现在准妈妈的子宫在不断增大，腹部也逐步适应了这样的变化。现在准妈妈的宫高为 16～20 厘米，羊水约 400 毫升。子宫的顶部已经和肚脐基本平行了，从现在起，宫高每周大约会增加 1 厘米。如果准妈妈持续两周测得的宫高没有变化，就要及时到医院检查。

浮肿在这一周是准妈妈感受最明显的身体状况，双腿，足背和内、外踝部都会出现浮肿的现象，尤其是在下午和晚上水肿程度会加重，但早晨起来水肿会减轻。

由于子宫不断增大会挤压到胃肠，影响到胃肠排空的功能，所以此时的准妈妈时常会感到肚子饱胀，出现便秘。子宫增大也会压迫住周围的血管和神经，从而使腿部血液循环不良。准妈妈在睡觉时偶尔会出现腿部痉挛，也就是我们常说的腿抽筋。

对于大多数准妈妈来说，现在这个阶段属于孕期最轻松、精力最旺盛的时期。早孕反应不再困扰，身体还不算太笨重，这段时间可以来个短途旅行，散散心，调整好心情。

⊙ 宝宝这周什么样

到了这一周，胎宝宝的身长已经长到了大约 16.5 厘米，体重达到 250 克左右。宝宝的头发在迅速生长，纤细的眉毛已经长出来了。

这个时候宝宝的眼睛可以动了，但眼睑还是只能闭着，仿佛是在闭目养神。宝宝的感觉器官在这周进入成长的关键期，大脑开始划分专门的区域，负责管理宝宝的嗅觉、味觉、听觉、视觉以及触觉的感官正在发育，并逐步形成记忆和思维神经。

如果胎宝宝是个小公主，她的卵巢已经发育好，并且现在里面大约拥有几百万个卵子，等妈妈分娩宝宝出生时，卵巢里卵子的数目会逐渐减少，最后降到 1 百万个左右。

现在免疫抗体会通过准妈妈的血液输送给胎宝宝，等宝宝出生以后，它将会帮助宝宝在最初一段时间内抵抗疾病。

胎宝宝在子宫这个大房子里已经非常活跃了，交叉腿、后仰、踢腿、屈体、伸腰、滚动等这些动作对于宝宝来说变得很容易。这时的宝宝做各种动作不但灵活，而且还很协调。

还有一个值得我们注意的就是宝宝现在开始能够分辨周围的声音和动静了，而且还会做出回应，所以现在要开始注意声音了，隔肚有耳啊！

⊙ 准妈妈这周怎么做

在这一周，准妈妈应该每天适当地增加一些运动，因为运动可以增强准妈妈的心肺功能，从而使身体能够适应血液循环和呼吸系统不断增加负荷。柔软的体操能增强肌肉的收缩力，改善腰背痛等症状。而且如果每天坚持做全身性的放松运动，能够让准妈妈的身心保持愉快。

在孕中期，需要到医院做一次 B 超，一般在 20 ~ 24 周之间做比较合适，用于筛查胎儿结构畸形。在正常情况下，整个孕期准妈妈做 4 次 B 超就可以了，分别在孕早期做 1 次，孕 20 ~ 24 周做 1 次，孕 29 ~ 32 周做 1 次，孕 37 ~ 41 周做 1 次。孕早期是为了了解孕龄，孕中期则是为了了解胎宝宝在子宫里是否发育正常，到了孕晚期是为了了解胎宝宝生长的大小和安全情况。这事儿千万别忘了。

◉ 准妈妈这周怎么吃

准妈妈在孕期对饮食的喜恶是会改变的，因此，准妈妈利用这个机会可以纠正自己的偏食习惯。

孕中期，随着胎宝宝的长大，准妈妈的子宫也在不断增大，子宫逐渐挤压胃部，胃容量慢慢减小，准妈妈经常会有饱胀感。所以准妈妈要吃一些体积小，高营养的食品。

现在，准妈妈应该少食多餐，一天可以吃 5 ~ 6 次，多吃一些牛奶、豆腐、蔬菜、瘦肉等富含钙、钾、镁的食物。准妈妈的早孕反应已逐渐消失，胎宝宝所需要的营养也不断增加，准妈妈要注意均衡营养的摄入。

这周准妈妈容易见红，所以这段时间准妈妈应不吃或少吃食巧克力、辣椒、桂圆等热性、刺激性食物或火锅，防患于未然。

◉ 推荐食谱

蘑菇豆腐焖虾

准备大虾 250 克、蘑菇 100 克、豆腐一块备用。将虾去头去壳去虾线后腌制片刻备用。锅中烧油，将虾头和虾壳放入锅中煸炒，锅中焯出红油将虾头虾壳盛出，倒入腌制好的虾肉，翻炒至变色盛出。锅中放入姜片、葱花爆香，倒入蘑菇和豆腐，依个人口味加入盐、鸡精、酱油、料酒，焖煮入味后倒入炒好的虾肉，翻炒几下用水淀粉勾薄芡盛出即可。

虾的营养价值特别高，它富含钙质，对准妈妈的身体非常有益处。而蘑菇所含的营养成分可以提高准妈妈的免疫力，抵御疾病的侵袭。

◉ 准爸爸这周怎么做

准爸爸要给准妈妈测宫高和腹围，这样可以间接地了解子宫的大小。做好胎心监护，掌握胎宝宝的健康情况。

这周要进行孕中期产检，准爸爸要提前准备好所需要的资料，了解产检的项目，大致有测量体重、血压、尿常规、测量宫高、血常规、听胎心音等。

因为是去医院做检查，准妈妈很可能会紧张，准爸爸要做好情绪安慰，让准妈妈放松心情。

◉ 胎教小帮手

运动胎教，其实就是对胎宝宝的运动训练，准妈妈呈仰卧姿势，全身放松，用手轻轻拍打腹部，然后再用手轻轻推动，观察胎宝宝的反应，如果能配上有节奏的音乐就更好了。准妈妈需要注意的是，运动胎教不适合在孕早期做，也就是怀孕后的前三个月不宜进行运动胎教。如果准妈妈有先兆流产或先兆早产的情况，就不要进行运动胎教了。

抚摸胎教的最佳时间就是从孕20周开始。抚摸胎教是对胎宝宝进行有规律、有意识、有计划的抚摸，进而刺激胎宝宝的感官。现在胎宝宝已经具有接收外界信息的能力，宝宝能够通过触觉神经来感受外界的刺激，准妈妈对胎宝宝进行适当的爱抚和拍打，可以使胎宝宝反应灵敏。抚摸胎教是一种与胎宝宝沟通的方法，既可以增进彼此之间的感情，又能给宝宝安全感。抚摸胎教可以使胎宝宝感到舒服和愉快，从而也激发了胎宝宝运动的积极性。

对话胎教，准妈妈或准爸爸经常和胎宝宝说话，宝宝也会感受到，宝宝正在学习分辨爸爸、妈妈与其他人的声音，如果坚持对话胎教可以让宝宝记住你们的声音。准爸爸和准妈妈可以同时与宝宝对话，一边进行对话胎教一边进行抚摸胎教，宝宝可以感受到爸爸妈妈对自己的爱。

◉ 本周注意事项

1.警惕妊娠高血压，平时多做运动，多吃水果和蔬菜。妊娠高血压是对准妈妈危害极大的疾病，会对准妈妈和胎宝宝造成伤害，在日常生活中我们一定要高度重视，通过合理调节饮食让准妈妈远离妊娠高血压。

2.如果准妈妈超过30岁，需要在本周做一次超声波检查。

3.阴道分泌物增多，预防阴道炎。分泌物增多是在孕期内准妈妈经常遇到的问题，我们在平时一定要做好个人卫生，防止各种炎症的发生。

准妈妈第六月：
身体感受到压力了

　　准妈妈怀孕已经到了第六个月，在这个月准妈妈的身体已经开始笨重起来，身体重心开始前倾，准妈妈在这个时候一定要格外小心了。这个月要注意给准妈妈补充钙质，因为胎宝宝现在也需要钙质，以前的摄取量已经无法满足身体的需要了。在日常饮食中应多吃一些粗纤维的食物，预防便秘症状的出现。

第二十一周：气喘吁吁

怀孕已经 21 周了，胎宝宝的体重不断增大，准妈妈的体重也跟着飞速增长，走起路来有些困难，尤其是在上楼梯时，走不了几个台阶，就感觉气喘吁吁。

◉ 准妈妈这周的感觉

在这一周，准妈妈能明显感觉到自己的体重急剧增加，增加了 4 ~ 6 千克，从体形上看已经分不清腰和肚子了。由于子宫逐渐增大，子宫压迫到肺部，使准妈妈走起路来感觉呼吸变得有些急促，尤其是在上下楼梯时，走不了几阶台阶就会感觉呼吸困难，气喘吁吁。随着子宫的不断增大，准妈妈的这种呼吸困难、气喘吁吁的状态会更加明显。

准妈妈如果站的时间长了，下肢会感觉有些发胀，这是在妊娠期的一种并发症，这是由于准妈妈的臀部和腹股沟、腿等部位有血栓形成，而血栓则是由于孕期准妈妈全身的血液循环速度减慢造成的。

在这一周，准妈妈的手指、脚趾和全身关节韧带都会开始变得松弛，这会让准妈妈感觉不舒服，甚至行动起来有些迟缓和笨重，不过准妈妈也不用太过紧张，这是孕激素导致的正常现象。孕激素还会导致阴道分泌物增多，内裤总是脏兮兮的，准妈妈要勤快一些，注意清洁阴道，保持干爽卫生。

这期间，准妈妈经常隔一段时间子宫肌肉出现不规则收缩，但没有疼痛感，别担心，这是怀孕期间十分普遍的假宫缩。但如果短时间内宫缩伴有强烈的疼痛感，要及时就医诊断。

⊙ 宝宝这周什么样

在这周，胎宝宝身长大约为 26 厘米，体重大约为 360 克。胎宝宝的眉毛和眼睑已发育完全，嘴唇也发育完成；开始长出手指甲和脚指甲。如果胎宝宝是个女孩，她的秘密私处已经形成。

在这一周胎宝宝还在不断地增加体重，在身体发育的同时，宝宝变得有了意识和感觉，反应也灵敏起来，宝宝既能听到妈妈的心跳声，也能听到外界的声音。

这一周的胎宝宝可没闲着，胎动越来越多，把自己练成了个运动健将，几乎每分钟都要动一次，平均每小时会运动 50 次之多，如翻筋斗，踢腿，吸吮手指等已经是胎宝宝经常做的动作了。有时在夜深人静的时候，准妈妈可以感觉到宝宝在运动。其实胎宝宝现在已经形成了固定的活动和睡眠周期，胎宝宝活动不一定在白天，在晚上他／她来"加个班"也是有可能的哦。

⊙ 准妈妈这周怎么做

这一周的准妈妈，已经进入孕中期，在生活中需要格外小心自己的身体，有很多地方需要小心谨慎，防止伤到宝宝和自己。

比如在睡觉时，准妈妈最好采用左侧卧的姿势。因为左侧卧对胎宝宝和准妈妈都有好处，既有助于增加血液量和营养物质流向胎盘，供宝宝所需，也有利于准妈妈的肾脏将自己身体中的废物和废液排出体外。准妈妈如果右侧卧睡觉，对身体也没有什么坏处，不要紧张。

在上厕所的时候也有需要注意的地方，如果是小便，有了尿意就要马上去厕所，不要憋着。如果是大便，不要蹲太长时间。上厕所蹲的时间太长会影响胎宝宝在子宫中活动，严重时会导致宝宝缺氧。

在这一周，静脉曲张的问题会困扰准妈妈，这是由于现在身体的血流量不断增加，子宫不断增大而压迫骨盆静脉所引起的。在这个时候，建议准妈妈不要站立得时间太久，在床上休息时要尽量把腿抬高，这样可以缓解或避免产生静脉曲张和小腿肿胀。有一些准妈妈专用的弹力袜也可以穿上试试，对缓解静脉曲张有一定的好处。

如果条件允许，我们可以报个产前培训课程，学习和了解更多的分娩知识，准备得越充分，在分娩时越放松，越有自信。也可以与其他宝妈一起分享担忧、感觉和经历，收获更多的经验。

◉ 准妈妈这周怎么吃

现在准妈妈和胎宝宝需要更多的营养物质，一定要注意保持营养均衡。孕期的准妈妈血液流量增加，胎宝宝所需要的营养都是由准妈妈的血液流向胎盘供给宝宝的，而铁在人体血液中可以运输氧气和红细胞合成，这个过程铁的作用是不可替代的。在孕期准妈妈对铁的需求量是成倍增加的。此时通过日常的饮食补充足够的铁是非常重要的。瘦肉中富含的铁是最易被人体吸收的，富含铁的食物还有鸡蛋、鱼、动物的肝。这段时间，胎宝宝要靠吸收来的铁制造自己血液中的红细胞，因此准妈妈要注意增加铁的摄入量，避免出现贫血现象。必要时，可以到医院咨询医生，在医生的正确指导下适量地补充铁剂。

准妈妈除了要注意补铁外，还要增加蛋白质、钙、维生素 A、维生素 D 的摄入，尽量挑选一些不容易发胖的营养物品吃，降低肥胖的概率。

若在冬季或春季，准妈妈要预防感冒，平时多喝水。如有轻微感冒，可以通过饮食来调理，饮食应清淡，应多喝汤，也可以喝一些板蓝根等中药进行治疗。

⊙ 推荐食谱

青椒肉丝

准备青椒一个，猪瘦肉 250g。将猪瘦肉洗净后切成肉丝，加入料酒、淀粉、盐腌制备用，青椒切丝备用。锅中烧油，放入葱姜蒜末爆香，放入腌制好的肉丝，小火炖熟，放入青椒丝，加入盐、鸡精调味，大火翻炒，出锅装盘。

瘦肉中富含铁元素，而铁元素是人体运输氧气和合成红细胞必不可少的元素，在这一周，准妈妈对于铁元素的需求量成倍地增长，准妈妈应该多食用一些富含铁元素的食物，这道菜正适合准妈妈在这周食用。

⊙ 准爸爸这周怎么做

到了这一周，胎宝宝越来越大，准妈妈的身体也变得越来越笨重，准爸爸继续用行动照顾好准妈妈。创造清新和谐的氛围，让准妈妈的情绪稳定，心情愉悦，忘掉烦恼。

⊙ 胎教小帮手

在这一周，胎宝宝不但体重在增加，而且听觉功能已经完全建立，准妈妈不但说话声可以传递给胎宝宝，而且胸腔内的振动声也会对胎宝宝产生一定的影响。因此，准妈妈要注意自己说话的语气和用词，不要惹宝宝不高兴，可以给宝宝讲一些好听有趣的故事，也可以给宝宝哼唱几首歌曲，或放几首旋律优美的音乐，这样会给胎宝宝一个良好的刺激。经常对宝宝进行音乐胎教，可以促进宝宝大脑发育，宝宝的听力也会变得越来越灵敏，使宝宝出生后性格开朗，反应灵敏。

◉ **本周注意事项**

1. 洗澡时间不要太长，小心造成肌肤脱水。

2. 如果外出，要准备一些小零食以备不时之需。现在准妈妈对营养的需求不断增大，这就要求准妈妈随时给自己补充营养，外出时带些零食，可以让准妈妈体内的营养得到及时的补充。

3. 孕期容易出现皮肤瘙痒，注意保护好自己的皮肤，避免过度清洁，要给肌肤补水。

第二十二周：短暂的轻松

怀孕进入第二十二周了，相对而言，准妈妈在这个阶段会感到身体比较舒适，现在也是整个孕期里最为轻松的时候，因为早期有恶心、呕吐等早孕反应，等到了孕晚期身体变得笨重，行动越来越不方便，所以现在好好享受这段轻松的时光吧！

◉ 准妈妈这周的感觉

孕 22 周，准妈妈总体感觉身体轻松、舒适，可以安排一次短途旅行，出去散散心。

准妈妈的体重还是继续增长，腹部的子宫压迫肺部，导致准妈妈走不了几步就开始气喘吁吁，肚子越来越大，现在看上去已经"孕味"十足啦。

准妈妈在洗澡或给宝宝做胎教时，还会发现自己原来的肚脐是个小坑，现在肚脐变平了，慢慢地肚脐还会长得凸出来呢，等快要分娩的时候，肚脐就会被撑得变成薄薄的一层皮。可见胎宝宝在妈妈的肚子里生长得有多快，胎宝宝的力量真是太神奇了。

◉ 宝宝这周什么样

这一周，胎宝宝身长大约 27 厘米，体重在 450 克左右。胎宝宝的眉毛和眼睑已经充分发育，清晰可辨，现在宝宝脸上是皱巴巴的、红红的，并且头上和脸上布满了胎毛，宝宝的眼睛正在发育，但眼中有色部分的虹膜缺乏颜色，在以后的几个月中会进一步发育，一直等宝宝出生几个月之后颜色才会显示出来。胎宝宝的嘴唇也越来越明显了，牙龈内初具长牙的迹象，但现在不会长牙，宝宝真正长出第一颗牙齿是在出生后的 4 ~ 7个月。

胎宝宝产生荷尔蒙的重要器官胰腺也在稳步发育中。如果准妈妈怀的是男孩，宝宝的睾丸从现在开始进入阴囊，原始精子在这时也形成了。

胎宝宝现在有了汗腺，因此宝宝的皮肤也不像之前那样透明了。宝宝的脑部仍然在迅速发育着，宝宝也在努力使自己成为一个聪明的孩子呢。

⊙ 准妈妈这周怎么做

在本周，准妈妈的牙龈开始有出血现象，预防牙龈出血是关键。准妈妈要注意保持口腔卫生，并且定期对牙齿进行护理。在刷牙时使用软毛质地的牙刷，因为软毛的质地可以减轻牙刷对牙龈的伤害，从而能有效缓解牙龈出血。对牙膏的使用上也尽量选择含氟化物的牙膏，但慎用含氟量高或标示不明的含氟牙膏。每次刷牙时牙膏用量最好不要超过 1 厘米，每顿饭后尽量都刷牙，吃完或喝完东西最好在 20 分钟内刷牙。

准妈妈的面部还会出现皮肤粗糙、松弛、黑斑等现象，准妈妈可以对面部进行按摩，缓解皮肤问题。

准妈妈如果现在不上班，千万不要宅在家里看电视、玩手机，这样单调枯燥的生活会影响准妈妈的心情，容易使心情压抑。所以要多参加户外活动，多和家人或朋友聊天，可以对准妈妈的心情起到很好的舒缓作用。

⊙ 准妈妈这周怎么吃

在这个时期，大部分准妈妈会出现牙龈出血的现象，牙龈出血主要是由于孕激素的不断增多致使牙龈变得肿胀而引起的，准妈妈除了要注意在用餐后清洁牙齿，也可以通过吃橘子、番石榴、草莓、梨等新鲜水果和蔬菜帮助牙龈恢复健康。蔬菜、水果中含有大量的维生素，可以有效防止牙龈出血，减少和排除口腔中分泌的黏液和废物。还可以在水中加入柠檬片制成柠檬水，喝柠檬水或用柠檬水漱口，使口腔内保持湿润，柠檬水可以刺激口腔分泌唾液，这样会大大减少由于鼻塞、口干或没有清洁口腔而残留下的食物残渣等原因而引起的口臭发生。

这个时期，准妈妈要注意像蔗糖、果糖、葡萄糖等糖类食品不要摄入过多，容易引发妊娠糖尿病，准妈妈要注意保持体重平衡。

有的准妈妈在孕早期妊娠反应特别严重，体重增长比较缓慢，准妈妈这时可以通过喝准妈妈配方奶粉来给身体补充营养。如果准妈妈平时饮食均衡，体重的增长速度正常，并且各项指标都在正常范围内，就没必要喝准妈妈配方奶粉了。否则准妈妈会因为摄入的热量和营养过多而肥胖，也有可能造成胎宝宝营养过剩，长成巨大儿。

◉ **推荐食谱**

菠菜鸭血汤

准备菠菜 200g，鸭血 100g，粉丝 100g。将菠菜择洗干净后备用，鸭血洗净后切薄片备用，粉丝用温水泡发。锅中烧油，下入葱姜蒜爆香，下入菠菜，小火煸炒至变软，放入鸭血继续煸炒，加入盐、鸡精、胡椒粉调味，倒入三碗水煮开，放入泡发好的粉丝，水煮开后关火出锅。

鸭血中富含铁质，铁是准妈妈需要的微量元素，菠菜可以防止牙龈出血。这一周准妈妈容易牙龈出血，所以在饮食上以清淡为主，多喝汤对准妈妈的健康有好处。

⊙ 准爸爸这周怎么做

随着准妈妈腹部压力不断增大，致使身体血液循环不畅，准妈妈睡觉时，小腿或脚趾时常发生抽筋现象，准爸爸最好每天晚上用热毛巾帮准妈妈敷小腿，然后帮准妈妈按摩按摩腿，这样既可以防止准妈妈腿抽筋，也可以增进夫妻之间的感情。

帮准妈妈测宫高和腹围已经是准爸爸每周必不可少的事情了。现在准爸爸用听诊器就能清晰地听到宝宝的胎心音，胎心音是双音，好像钟表的"嘀答"声，第一音和第二音特别相似，也许准爸爸会为这种奇妙的感觉惊讶。

男性的说话声音以中、低频调为主，而胎宝宝在子宫内最适宜听的就是中、低频调的声音。所以准爸爸可以经常对着准妈妈的肚子和胎宝宝说话，这样会使宝宝做出最积极的反应，对胎宝宝的智力和情绪发育有益。准爸爸除了和宝宝进行对话，还可以给宝宝唱几首好听的歌，从现在开始和宝宝建立良好的关系。

⊙ 胎教小帮手

在这一周，胎宝宝已经具备一定的听力水平，宝宝现在也会时刻留心听周围的各种声音，准妈妈可以选择一些著名的童话故事、旋律优美的音乐给宝宝听，也可以和宝宝进行互动，还可以让准爸爸参与，一起呼唤宝宝，宝宝听到熟悉的声音会做出回应，这就是呼唤胎教，这也是大部分准妈妈都会使用的胎教方法，长期呼唤宝宝的名字或称呼"宝贝""宝宝"等，也可以用轻柔的口吻和胎宝宝说话，比如"宝宝你一定要好好吃饭呀，长得健健康康的！"准妈妈还可以将自己看到的一些美好的事物讲给宝宝听，如"宝宝你看，这里的景色真美，等你出生以后，妈妈带你来这里玩好不好？"在对话中，胎宝宝能够通过听觉和触觉感受到父母亲切的呼唤，增进彼此的感情。

经常对宝宝进行呼唤胎教和对话胎教，等胎宝宝长到一定时期，会有记忆，在出生之后，宝宝仍然可以辨认父母的声音。

胎宝宝在妈妈的子宫里经常听的音乐或故事，胎宝宝会有记忆，等出生后，宝宝再次听到熟悉的声音会有所反应，比如宝宝正在哭闹时听到熟悉的音乐或故事会安静下来，所以准妈妈不用担心胎宝宝会厌烦，在孕期可以反复地讲一个故事或者重复播放几首歌曲，胎宝宝会很喜欢听的。

◉ **本周注意事项**

1. 当心胎宝宝在子宫内发育迟缓，一旦诊断，及时治疗。

2. 孕期注意保暖，着凉也会使准妈妈腿抽筋。另外，准妈妈可以刻意吃一些补钙的食物，缓解腿抽筋的症状。

3. 有的准妈妈会因为孕期皮脂腺代谢旺盛出现皮肤瘙痒，建议准妈妈可以用温水擦拭，如果效果不佳，则需要去医院检查了。

第二十三周：挑食的小馋猫

怀孕进入第二十三周，准妈妈的体重正在稳步增长，准妈妈的食欲也变得越来越好，对某些食品会特别偏爱，就像是一只小馋猫。

◉ 准妈妈这周的感觉

怀孕 23 周，准妈妈的体重大约每周增加 250 克，现在已经增长了 5 千克左右，肚子日益增大的准妈妈变成了一个真正的"大肚婆"。有时候准妈妈看到平时爱吃的冰激凌、可乐等特别想吃，馋得厉害，就像一只小馋猫。准妈妈可以用其他的健康食品来替代这些食物，因为这些食物可能会给胎宝宝的发育带来损害，所以要克制自己。有时候准妈妈也会特别偏爱一些食品，感觉总是吃不够。

准妈妈精神和心理上变得十分敏感、忧郁，由于体内激素变化，甚至出现失眠。导致准妈妈失眠的另一个普遍原因是日益增大的子宫会压迫准妈妈的膀胱，准妈妈受到严重的尿频困扰，晚上如厕次数增加，醒来之后难以入睡，从而影响准妈妈的睡眠质量。

◉ 宝宝这周什么样

23 周的胎宝宝，身长大约 28 厘米，体重在 520 克左右，现在看起来已经完全是一个小人儿了。宝宝的嘴唇、眉毛和睫毛都已清晰可见，视网膜也已形成，初步具有微弱的视觉。胎宝宝的听觉可是相当敏锐，能够很清楚地听到外界的动静。胎宝宝口腔内牙龈下面的牙胚开始发育，为以后长乳牙做准备。而此时的准妈妈也应该多补充一些钙，这样才会为宝宝将来长出一口好牙打下坚实基础。现在的胎宝宝骨骼、肌肉都长好了，身材变得越来越匀称，但皮肤是红红的，皱皱巴巴的，还有点透明，看上去就像个小老头，由于现在胎宝宝的皮下脂肪还没有生成，皮肤出现的褶皱是给将来皮下脂肪的生长留有一定的余地的，渐渐地脂肪长出褶皱就会被撑起来。胎宝宝正在为自己以后的呼吸做准备呢，肺部的组织和血管正在发育当中，胎宝宝肺部的发育是比较缓慢的，肺部完全发育好还需要再耐心多等几个月，肺部是胎宝宝最后发育完善的器官。

现在，胎宝宝每天会不停地喝羊水，然后经过自己身体的过滤将废水也就是宝宝的尿排出体外。胎宝宝还有了一个新技能，就是可以分辨出哪些声音是准妈妈身体内部的声音，哪些声音是来自子宫外的声音。如果有人拍打准妈妈的肚子，这时宝宝有可能会迅速踢出一脚，宝宝现在的反应相当敏捷！

◉ 准妈妈这周怎么做

到了孕 23 周，准妈妈的子宫会进一步增大，腹部隆起越来越明显，在行动上也越来越不如之前灵活了，准妈妈尤其应注意在走路时放慢速度，但是也不能因为行动不方便而在家过分地休养，还应该多出来散散步，如果整天待坐在家不运动，是不利于胎宝宝生长发育的，更不利于日后顺产！在保证满足必需营养的前提下适当控制体重，对日后生产大有好处。

如果准妈妈还在上班，住得离单位也不是太远，最好每天步行走着去上班，这样既可以呼吸到新鲜空气，也可以有效预防静脉曲张和痔疮，并且对日后顺利分娩有益。步行时速度不能太快，小心绊倒或摔跤，步行时间最好不要超过 30 分钟，这样身体不会感到太疲劳。如果路途比较远，不建议准妈妈自己开车，因为在开车时身体会前倾，压迫到子宫，而且还很容易使身体感到疲劳。

从妊娠 20 周以后，准妈妈容易出现高血压、水肿及蛋白尿，还有可能出现较为严重的抽搐与昏迷，这是妊娠高血压综合征。这些症状在准妈妈怀孕期出现得越早，引发问题的风险也会越大。这种妊娠高血压综合征以高血压、蛋白尿等为主要症状，严重时还会引发癫痫、合并心肾疾病、产后出血等，甚至会导致母婴死亡，对准妈妈和胎宝宝带来的危害非常大。因此准妈妈在这期间一定要警惕妊娠中毒症。准妈妈应时刻注意检测自己的体重，均衡膳食，吃饭吃到八分饱，保证自己和胎宝宝的营养健康。

◉ 准妈妈这周怎么吃

准妈妈要继续保持少吃多餐的良好饮食习惯和饮食方式，坚持每天喝牛奶，每 100 克牛奶中含钙 104 毫克；坚持每天吃豆类或豆制品可以有效补充钙质，一般每摄取 100 克左右的豆制品就可以获取到 100 毫克的钙，现在对钙的需求量每天大约为 1000 毫克，因此还需要多吃乳酪、海米、花生仁、榛子、芝麻或芝麻酱、西蓝花等含钙较高的食物，保证补充充足的钙。如果饮食不能满足摄入足够的钙，那就需要适量地补充钙剂。

准妈妈会发现妊娠纹除了在乳房、腹部增多，大腿上也出现了淡红色的妊娠纹络，虽然这些讨厌的妊娠纹或妊娠斑会在产后慢慢消失，不用担心，但爱美的准妈妈还是希望减少或预防这些斑斑纹纹的出现，别着急，下面我们来介绍一些食物，通过食疗加以改善。

西红柿中含有大量的番茄红素，番茄红素的抗氧化能力特别强，西红柿是对抗妊娠纹最强的武器。三文鱼是对皮肤最好的营养品，三文鱼的鱼肉和鱼皮中都含有丰富的胶原蛋白，可以有效减慢肌肤的细胞衰老，经常吃三文鱼可以使准妈妈的皮肤富有弹性，增强皮肤的韧性，远离妊娠纹的困扰。猪蹄和三文鱼一样都含有丰富的胶原蛋白，可以延缓皮肤衰老，增强皮肤弹性，有效应付妊娠纹。

孕中期，准妈妈很有可能会出现身体浮肿，准妈妈可千万不要以为多喝水会加重水肿，其实恰恰相反，大量地喝水会保持体内充足的水分，有助于准妈妈消除浮肿，所以准妈妈每天要多喝水。

◉ 推荐食谱

西红柿菜花

准备西红柿两个，一半菜花。将西红柿洗净后去皮切块备用，菜花掰成小朵。锅中烧水，水开后下入菜花焯至断生。锅中烧油，放入葱姜蒜爆香，下入西红柿反复煸炒，下入盐、鸡精、白糖调味，待西红柿化汤后下入炒好的菜花，反复煸炒入味后出锅装盘。

西红柿含有大量的番茄红素，可以有效减缓准妈妈身上的妊娠纹，菜花对于减缓准妈妈的色斑也很有好处。

◉ 准爸爸这周怎么做

准妈妈这段时间可能经常会牙龈出血，准爸爸可以帮准妈妈购买牙刷，勤换牙刷，让准妈妈保持口腔健康，减少牙龈出血。

准妈妈可能会因为身体的体形发生改变、身体出现的各种症状而感到心情不畅，抱怨宝宝，准爸爸要多安慰准妈妈，讲一些笑话逗她开心。

准爸爸可以和胎宝宝做游戏，一边和胎宝宝说话一边摸摸准妈妈的肚子，抚摸一下宝宝，有时宝宝会把肚皮顶起一个小鼓包，准爸爸可以摸摸宝宝，轻轻推一下，看宝宝会有什么反应，经常和胎宝宝做这样的游戏，宝宝也会玩得很开心。

⊙ 胎教小帮手

现在胎宝宝的视网膜已经形成，具备了微弱的视觉，准妈妈可以尝试着对胎宝宝进行光照胎教。最常采用的光照胎教就是用手电筒照射，首先准妈妈在产检时了解清楚胎宝宝的头部所处的位置，然后每天用手电筒照射胎宝宝头部，最好每天在固定的时间照射。如每天早晨起床时照射，时间控制在 5 分钟左右，可以记录好胎宝宝的胎动变化，是增加还是减少，动作幅度大还是小。经过一段时间的训练和记录，准妈妈会发现胎宝宝对刺激建立起来的特定反应。也可以在睡觉时用电筒以微光开关照射三次，告诉宝宝该睡觉了。光照胎教可以训练胎宝宝培养作息时间。

光照胎教其实就是在胎宝宝的视觉发育期，利用光源的照射对宝宝进行刺激，这是一种可以促进胎宝宝后天的视觉器官发育和大脑发育的胎教方法。对胎宝宝进行视觉刺激，也是在对胎宝宝进行视觉开发，有利于宝宝今后的大脑发育。所以准妈妈可以使用这种方法，有助于胎宝宝视网膜功能的尽早完善。

需要注意的是，使用过强的光源并且长时间对胎宝宝进行照射，对胎宝宝的视觉及神经系统的发育有不良影响，而光线太弱又起不到作用，所以在进行光照胎教时选择合适的光源非常重要。

⊙ 本周注意事项

1. 准妈妈在饮食上要注意卫生，小心食用不干净食物引起腹泻和子宫收缩。

2. 准妈妈在补充营养的同时也要注意控制好自己的体重，体重增加过大容易引发妊娠高血压和糖尿病。

3. 比较胖的准妈妈和 35 岁以上的高龄产妇，是妊娠中毒症的高危人群，所以一定要注意饮食，做好产检。

第二十四周：腰酸背痛成了家常便饭

在孕 24 周时，准妈妈的身体越来越胖，身体的重心越来越向前倾，腰酸背疼成了准妈妈的家常便饭，准妈妈的身体容易感到疲劳。

◉ 准妈妈这周的感觉

进入孕二十四周，准妈妈发现自己的乳房更加膨胀了，从乳头中开始流出有点黏稠的液体了，这是一种半透明的液体，这其实就是乳房分泌出来的初乳，初乳的出现说明乳房现在已经做好了准备，准备将来分娩后给宝宝提供粮食。乳房分泌出的初乳如果不及时清洁，就会在乳头上结成痂，准妈妈要每天对乳房做好护理，用橄榄油软化乳痂，再用温清水清洗干净。每天对乳房进行按摩，保证乳腺管通畅。现在准妈妈的乳房和乳头已经有初乳的滋润和保护了，是不是也很令人兴奋呀！

准妈妈的体重在大幅增加，腹部向前凸出，肚子隆起得更加明显了，现在子宫差不多和足球一样大了，腰两侧也明显增厚了，脊椎开始向后仰、身体重心越来越向前倾，肚脐向外凸出，身体发生了很大的变化。准妈妈在坐下或站起时腰部和背部常常会感到吃力，腰酸背疼成了准妈妈的家常便饭，所以要多注意休息。

◉ 宝宝这周什么样

现在胎宝宝身体里有色素沉淀了，皮肤不那么透明了，现在胎宝宝的皮肤又皱又黑，皮肤薄且有很多小皱纹，浑身覆盖着细小的胎毛，看起来非常瘦小，不过不要太担心，胎宝宝很快就会为自己增加脂肪了，此时他/她的身体正在协调发育。现在胎宝宝的绝大部分器官已经发育完成，胎宝宝的脊椎为了能够支撑不断增大的身体，正在逐步发育得更坚固，更具有柔韧性。现在胎宝宝除了听力有所发展外，肺部正在努力发育，呼吸系统正在逐步形成，肺部是发育最晚也是最缓慢的器官。

现在宝宝的胎动次数增多，当宝宝醒着时，胎动次数就多，胎动的幅度也大；当宝宝睡觉时，一般会很安静，偶尔有胎动，但动作很小。

胎宝宝现在在子宫里每天会不断地吞咽羊水，形成的废水、尿已经会从体内排出，而排大便则通常要等到出生以后了。胎宝宝的领地在不断扩张，在子宫里占据的空间越来越大，并在子宫内不停地运动。准妈妈可以感觉到宝宝好像在子宫里跳跃，其实不是宝宝在跳跃，而是在间断性地打嗝。胎宝宝有时会踢腿或用小手捅捅子宫，就好像在给准妈妈挠痒痒，这是胎宝宝在用自己的方式对外面的声音和触摸所做出的回应，胎宝宝正在和我们初步建立友好关系呢。胎宝宝不喜欢噪音大的地方，听到很高的噪音宝宝会烦躁不安，为了让胎宝宝能够时刻保持好心情，准妈妈要避免去嘈杂、吵闹的地方。

◉ 准妈妈这周怎么做

细心的准妈妈会发现自己腿部出现了一条青色的淤痕，这是由于准妈妈腿部的血压过高导致的静脉曲张现象。准妈妈可以通过穿一双弹性袜来缓解这些不适症状。注意袜子的弹力和压力大小，因为要在孕中晚期穿，不宜用高压型的，应该选择低压弹力袜，以自己的脚穿起来舒服为佳。

准妈妈一定要按时产检。在这周，准妈妈又需要进行产检了，产检时要测量准妈妈的体重、血压、宫高、腹围和多普勒胎心，做孕期的一些常规体检，除此之外，医生还要求准妈妈做糖筛检查，主要是筛查妊娠期糖尿病。妊娠期糖尿病是一种常见的孕期并发症，患病概率为 1% ~ 3%。妊娠期糖尿病对宝宝的危害很大，胎宝宝在吸收营养时就会从母体中吸收过多的葡萄糖，给肾脏增加负担，容易引发巨婴症，同时也容易导致宫内羊水过多，胎膜早破。

糖筛检查要抽血，早上不要吃饭做检测，等待检测结果，如果检查结果显示血糖值 ≥ 7.8mol/L，那还需要做糖耐检查。早上依然不吃早饭做检测，如果糖耐检查也没有通过，那医生会建议准妈妈以后的饮食要减少摄入盐分和糖类，多吃高蛋白的食物，过段时间再到医院进行复查，如果检查结果没有降低，那么医生就会通过注射胰岛素来治疗准妈妈的妊娠期糖尿病。

◉ 准妈妈这周怎么吃

孕 24 周的准妈妈胃口会变得非常好，吃得多也会吃得勤，总感觉想吃东西。这其实是由于肚子里的胎宝宝正在迅速成长发育呢，准妈妈这时候可要注意了，在保证营养均衡的前提下，控制自己的体重，准妈妈的体重如果增加过快对母婴的健康是很不利的。

现在胎宝宝身体内开始储备脂肪了，准妈妈在平时的饮食中最好不要过多摄入动物油脂，我们平时的饮食中，经常会吃到肉类、奶类、蛋类，这些食物中都含有较高的动物性油脂，所以我们在烹调食品时用植物油就可以了，避免动物油摄入得太多而引起肥胖。

另外，准妈妈在日常膳食中应该多摄入一些润肠通便的食物，比如各种粗粮、蔬菜、黑芝麻、香蕉、蜂蜜等，这是因为子宫增大，压迫周围血管，会导致准妈妈身体产生便秘的现象，多食用通便润肠的食物，会缓解这种现象。同时，准妈妈也可以适当增加运动来缓解自己便秘的症状。

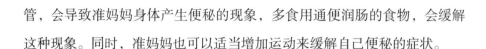

◉ 推荐食谱

杂蔬丸子

准备 300g 土豆、50g 青萝卜、30g 香菇、20g 芹菜、玉米淀粉 50g。将土豆去皮、洗净切片，放到蒸锅上蒸熟。萝卜、香菇、芹菜切成细粒。将蒸熟的土豆压成泥，加入切好的蔬菜粒，搅拌均匀。在搅拌过程中加入盐、糖、鸡精调味，揉成面团。将面团揉成小丸子，放入盘中再入蒸锅中蒸 15 分钟，蒸熟出锅即可。

这道菜油脂含量低，适合准妈妈这周食用。另外，土豆、萝卜、芹菜、香菇等蔬菜富含各种准妈妈正需要的营养成分，对准妈妈的身体非常有好处。

◉ 准爸爸这周怎么做

准爸爸应该时刻关注准妈妈的身体变化，这周，准妈妈又需要到医院做产检了，准爸爸要抽出时间陪准妈妈去医院做孕期常规体检。这样从医生那里可以了解准妈妈和胎宝宝现在的身体发育情况，也可以向医生咨询一些自己不明白的问题，为今后能更好地协助准妈妈做好胎宝宝监测做充足的准备。

准爸爸每天陪准妈妈出去散步是非常必要的，准妈妈虽然腿有点肿，走路有点累，但也不能放松，准爸爸要在旁时刻照顾。

◉ 胎教小帮手

要知道夫妻感情和睦是做好胎教的基础，这样胎宝宝就可以在爱和安全的环境里健康成长。抚摸胎教包括准妈妈和准爸爸通过轻轻拍抚准妈妈肚皮的亲密动作和准爸爸聆听肚皮里的声音等，这样准妈妈和准爸爸就可以和胎宝宝通过互动交流增进情感。

现在，胎宝宝在发育身体的同时也在逐步发育自己的感官，现在已经成为一个有意识、对感觉有反应的人了。怀孕6个月，这段时期正是胎宝宝大脑发育的高速期，可以对胎宝宝进行求知胎教。

而此时的准妈妈则要保持旺盛的求知欲，一定要勤动脑，勤动手。准妈妈可以读一本好书，看一篇好文章，读非常有意思、能够令人感到身心愉悦的儿童故事，这些都能使准妈妈的精神获得净化、心情愉悦。准妈妈也可以欣赏一些美术作品，理解和鉴赏的过程是思考的过程，也是美的体验，腹中胎宝宝的大脑也会跟着一起思考，也会接收到美的体验。准妈妈还可以做一些手工、编织，做的时候手指的动作要灵巧、精细，大脑需要不断地思考，这样可以不断地促进大脑皮层的活动，提高人的思维能力，这也是促使胎宝宝大脑发育的方法。准妈妈与胎宝宝之间有着神奇的信息传递，胎宝宝是可以感知到准妈妈的思想的。胎宝宝不断接受刺激，大脑会受到潜移默化的渗透，对胎宝宝的大脑发育极为有利。

准妈妈这个时期除了要重视求知胎教，还要重视音乐胎教，宝宝现在可是非常爱听音乐的哦。

准妈妈除了可以给宝宝放优美的音乐，还可以在散步的时候，哼唱几句儿歌或轻松欢快的曲子，胎宝宝在妈妈肚子里面会认真聆听妈妈的歌声，保持心情愉悦，这样准妈妈既可以把爱的信息传递给宝宝，又能为宝宝播下艺术的种子。准妈妈要注意哼歌的声音不要太大，用柔和的声调哼唱，这样会达到母子心音的谐振，效果会非常好。

◉ 本周注意事项

1. 警惕早产，如果准妈妈阴道分泌物出现粉红色、褐色、血色、水样分泌物、小腹阵痛，有可能会早产，要及时去医院做检查。

2.谨慎贫血，这个时候如果准妈妈经常感到头晕，甚至出现晕倒，每天小睡的时间超过两小时，且睡眠的时间越来越长，这可能是贫血的征兆，注意及时补充铁。

3.准妈妈要养成经常漱口、洗手的习惯，不要为细菌提供滋生的环境。

准妈妈第七月：
考验才刚刚开始

　　当准妈妈怀孕七个月时，会迎来各种问题，如肚子变得像个皮球一样，身体变得笨重起来，心绪变得不安宁起来，乳房出现了乳汁，假宫缩问题出现了，还有准妈妈常见的便秘、腰腿痛等问题出现，而这才是对孕产妇考验的开始。

第二十五周：腹部越来越沉重了

怀孕进入第 25 周，胎宝宝的体重在一日日增加，此时，准妈妈的腹部越发沉重起来，正以肉眼可见的速度迅速变大。准妈妈的子宫是胎宝宝温暖的家，它的空间也会随着胎宝宝的成长而不断增大。

◉ 准妈妈这周的感觉

进入孕中期的准妈妈可能会觉得有些累，这是因为胎宝宝的成长会为准妈妈带来负担，她会觉得腹部越发沉重起来，而准妈妈的腰部肌肉需一直往后用力，以保持身体的平衡，这样，准妈妈身体上的反应也越来越明显，腰疼得更厉害了，腿也疼得更厉害了。还有一些准妈妈在这个时候会有一些其他的孕期反应，如眼睛不舒服，具体表现为怕光、干涩等，不过这些都属于孕期反应，准妈妈不需多加担心，只需使用一些抗疲劳的眼药水便可得到缓解。

另外，准妈妈会发现皮肤有了妊娠纹。妊娠纹颜色呈暗红，细细的纹路看上去很丑，皮肤像是裂开了一样。准妈妈可以选择合适的胸罩，以给乳房支撑，让乳房上的妊娠纹尽量减少；至于从肚脐到下腹部的竖向条纹，准妈妈也不需多加担忧，通常来说，等到准妈妈分娩，这些妊娠纹会慢慢淡化，有的甚至会消失。

在这个阶段，胎动的次数开始增多，准妈妈可以感觉到胎宝宝在活动：伸手、踢腿、冲击子宫壁等，有些小宝贝好动，胎动的次数就会多一些；有些小宝贝喜静，胎动的次数相对就会少一些。胎宝宝通常每小时动3～5次，不过因为胎宝宝个体的差异性，有的胎宝宝每小时会动8～9次，这都在正常范围内。如果胎动剧烈地增加或是减少，说明胎宝宝的状况不正常，准妈妈便需要及时就医。我们可以通过检测胎动，对胎宝宝的安危实施监控。

◉ 宝宝这周什么样

胎宝宝进入25周后，身体能够达到30厘米左右，重量增至570克左右。皮肤有些薄且皱，浑身呈半透明状，差不多看不到皮下脂肪，身体有细绒毛，但是胎宝宝身体比例已经十分匀称，正在妈妈的子宫里发育着。

胎宝宝的舌头慢慢形成了味觉，因而，此时的胎宝宝对食物的味道有了感知；胎宝宝的听觉也在形成，他/她对外界的声音有反应；另外，你真的难以想象到胎宝宝有多么敏捷，他/她能够轻而易举地抓住自己的脚并放到嘴巴里喔。胎宝宝的眼睛第一次睁开，但他/她是看不到什么的，因为子宫里灰蒙蒙的。胎宝宝会对准妈妈照在肚子上的手电光束做出反应，这是不是很有趣呢！

这时候，胎宝宝的大脑进入一个发育高峰期，细胞分化速度加快，大脑的体积也变大了，由于视觉、听觉和触觉等的刺激，胎宝宝大脑的神经细胞增殖，胎宝宝的大脑发育很快。此时正是胎教的最好时期，家长可以对胎宝宝进行胎教。

为了有利于胎宝宝的生长发育，准妈妈要保持愉快的心情，为宝宝提供一个安全和舒适的环境，因为此时的胎宝宝是可以感知外面的一切的。

◉ 准妈妈这周怎么做

在这周，有很多准妈妈会发生血压升高、贫血加重等问题，这会引起准妈妈头痛和头晕的一些症状，另外，如果准妈妈的心理负担和精神压力过大，她同样也会头痛，因而准妈妈始终要保持一个愉悦的心情。

准妈妈在孕期内，体内会分泌肾上腺皮质激素等，它会对抗胰岛素；另外，胎盘也会分泌一些物质，它也会对抗胰岛素。这会让准妈妈的胰岛功能变得不正常，它与孕前糖尿病一样，危害很大，所以准妈妈预防孕期糖尿病变成了一件十分重要的事情。而已经出现尿糖阳性的准妈妈也不需太过忧虑，只要在医生的指导下，适当控制饮食，适当服用一些药物就可以，同时，对胎宝宝的监护也要加强。

准妈妈最好不要坐飞机，因为乘坐飞机会遇到一些问题，如低气压、低氧、客舱空间小等。哪怕有相关研究证明，准妈妈什么时候都可以乘坐飞机，但是我们还是谨慎一些的好。

准妈妈在怀孕第 24 ～ 36 周的时候，腰围也在增长，其数值大概是每周 0.84 厘米，一些准妈妈会使用腹带，但是最好还是不要使用。

此时由于准妈妈体重增加，导致行动不便，甚至还伴随着腰痛等症状，所以准妈妈更需要一些运动。

◉ 准妈妈这周怎么吃

此时准妈妈食欲很好，身体的重量在增加。在这一阶段，准妈妈要均衡膳食，减少摄入高脂肪和高热量食物，适量增加多维生素的食物的摄入。还有，准妈妈要少吃寒凉食物，正常饮食即可。此外，准妈妈也可以为自己加餐，准备些自己喜欢的食物，也可以榨些豆浆和一些蔬果汁来喝。

准妈妈应该注意预防"妊娠高血压综合征"，所以应当特别注意自己的日常饮食。准妈妈应当多吃一些鱼、瘦肉、牛奶、鸡蛋和豆类等高蛋白的东西，应减少动物性脂肪和盐的摄入。准妈妈饮食宜清淡，咸菜和咸蛋要少吃，最好不吃。准妈妈要多吃一些可以补充大脑营养的食品，如核桃、花生和芝麻等一些干果，它们有助于胎宝宝大脑的发育。另外，还有一些准妈妈会出现水肿的情况，这需要控制盐的摄入，每天控制在 2～4 克之间。还要忌辛辣，多吃新鲜蔬果。

准妈妈为了补充孕期营养，通常会吃一些钙片、维生素、铁剂等，但是一定要适量，不能盲目地摄取，也不能过量地摄取，最好是遵循医嘱服用。

很多准妈妈觉得中医的副作用小，而且药补不如食补，于是她们会做些药膳来为自己补充营养，但是我建议准妈妈还是谨慎使用药膳。因为我们不是专业的医生，不知道药性，很容易吃出问题。

还有些准妈妈会服用人参、燕窝和鹿茸，但是一旦大补过头，胎宝宝过大会影响生产，这是不可取的，所以准妈妈最好去咨询医生。

◉ 推荐食谱

豆芽烧鲫鱼

准备一条 300g 左右的鲫鱼，绿豆芽 50g。将鲫鱼清洗干净后在鱼身上打十字花刀。用盐、酱油腌制十分钟。豆芽洗干净备用。锅中烧油，将腌好的鲫鱼放入锅中煎至两面金黄，锅中留底油，下入葱姜蒜爆香。下入料酒、酱油、清水，下入煎好的鲫鱼，水开后下入盐、鸡精调味，淋入一点香醋。等开锅后下入豆芽，待豆芽断生后关火出锅。

鲫鱼所含营养丰富，尤其是富含蛋白质，正是这一时期准妈妈需要的营养，这一时期吃一些鲫鱼，有利于准妈妈身体的健康和胎宝宝的发育。

◉ 准爸爸这周怎么做

准爸爸在本周要做到以下几点：首先要让准妈妈心情愉悦；其次要让准妈妈多休息，少做家务；再次要帮准妈妈按摩，减缓怀孕带来的腰酸背疼和下肢水肿的痛苦；最后要注意控制性生活的次数。

⊙ 胎教小帮手

此时是胎教最好的时候，准爸爸和准妈妈要一边进行光照一边与胎宝宝说话，记住要每天坚持。另外，还可以为胎宝宝放些轻柔的音乐，优美的歌曲，或是朗读一些诗词。

⊙ 本周注意事项

1.准妈妈要坚持运动，这样生产的时候要轻松一些。但是在运动强度和运动方式上要轻柔舒缓，量力而行，以保证自己和胎宝宝的安全为前提。

2.准妈妈要保持愉悦的心情，这样有利于胎宝宝的成长。

3.准妈妈要合理膳食，为胎宝宝的成长提供充足的营养。

4.准妈妈和准爸爸在胎教的时候不可半途而废，一定要坚持下去。

第二十六周：心绪不宁

怀孕进入 26 周，准妈妈的肚子更大了，行动不便起来，也变得更焦虑起来，总是会莫名地发脾气，总是在莫名地担心，就连睡觉也有些不安稳起来，准妈妈开始变得心绪不宁。为了缓解这种感觉，我们一起来看看本周准妈妈和胎宝宝的具体状况吧！

◉ 准妈妈这周的感觉

怀孕进入本周，准妈妈的肚子变得更大了，身体重心下移，来到了腹部下方，因压迫到了脊柱而导致腰痛，准妈妈要注意保持背部不要着凉。为了缓解背部的疼痛，日常可以按摩一下背部，另外也可以按摩一下手指，因为有些准妈妈也会出现手指肿胀的问题。

准妈妈可能还会经常感到头晕，这可能是孕期贫血所致。准妈妈子宫增大，对下腔静脉有了压迫，所以准妈妈睡觉会有些不好翻身，睡眠有些不安稳，经常会做一些胎梦。你做的梦经常是一些噩梦，你会觉得有什么东西在追着你跑让你避无可避，甚至还会梦到自己掉进了深渊。梦境十分深刻，哪怕你已经醒了，还是可以清晰地记得当时的感觉。准妈妈们之所以会做这种梦，都是因为她们感到了压力的缘故，她们会担心自己能否养育好孩子，能否做一个好妈妈，能否给孩子一个好的生长环境；有的准妈妈们还会担心自己的生活是否会受到影响，甚至还会担心宝宝的出生会不会影响自己的事业和前途。准妈妈的这种担忧并非个别，这是很正常的一件事。准妈妈们要让自己心情保持平和，一旦你自己难以应对，可以找你的丈夫或是亲朋好友倾诉一下。

◉ 宝宝这周什么样

胎宝宝到了本周，体重增长至 800 克左右，坐高大概是 22 厘米。他 / 她的动作更多了。

胎宝宝开始出现皮下脂肪，这都是为了将来出生做准备，皮下脂肪可以抵御外界更低的温度，提供能量和热量以供宝宝最开始几天的生长，同时也使胎宝宝的体重最少增加了 3 倍；他 / 她的脊柱强壮了起来，但是想要支撑他 / 她自己的身体，还是难以做到的；当有人将耳朵贴在准妈妈的肚子上时，胎宝宝的心跳声会清晰地传来。

胎宝宝开始出现了呼吸，但因为肺部还没有发育好，胎宝宝还不能呼吸真的空气，他 / 她会在妈妈的羊水里进行呼吸练习；他 / 她的眼睛、嘴唇和鼻孔正在逐渐形成，他 / 她的听力和视力正在发育。其实在第 18 周的时候，胎宝宝的听力系统就在发育了。到了本周，胎宝宝的神经系统已经发育完全。他 / 她一听到外界的声音，马上便会做出反应。

胎宝宝的眼睛能够睁开了。当准爸爸或是准妈妈用手电筒照准妈妈的肚子时，胎宝宝会自动转头，看向有亮光的地方。

◉ 准妈妈这周怎么做

在进入本周后，一些有贫血问题的准妈妈，此时的贫血更加重了。准妈妈应该做一个血液检查，然后根据医生的建议，对此时出现的贫血问题进行预防和治疗。准妈妈还应该多吃些富含铁元素和维生素 C 的食品，这样会缓解准妈妈的贫血问题。

有一些准妈妈的下肢水肿问题比较严重，这时准妈妈不能久站，也不能行走时间过长，另外，准妈妈在休息的时候，可以在脚下垫一下，这对下肢静脉血液的回流有帮助作用。

有一些准妈妈也许会出现不规则宫缩，觉得腹部变硬且有痛感，甚至还会流血和水，当然，根据不同准妈妈的体质，这种早产的征兆程度也不同。然而准妈妈需要重视这个问题，应该及时去医院就医，然后根据医生的嘱咐进行保胎或是提前生产。

此时的准妈妈不宜过多外出，每次行走应该控制在 1000 米的范围内，行走的时候要注意速度，最好是穿适合准妈妈穿的平底鞋。还有那些拥挤的场合也不适合准妈妈去。

因为准妈妈的腹部变大，从而增加了下肢的负担，还有晚上睡眠姿势不当和缺钙的问题，准妈妈常常会出现小腿抽筋的现象，这时准妈妈可以先缓一下，然后轻轻按摩以进行缓解。

◉ 准妈妈这周怎么吃

准妈妈要清淡饮食，忌暴饮暴食，忌饮食过度，忌辛辣饮食，以保证良好的饮食习惯。如果准妈妈胃口有些差，要添加一些高脂奶粉，这样才能保证满足宝宝发育成长的需要。如果准妈妈水肿严重，应当控制盐分的摄入，一般建议是每天不低于 2 克，不高于 4 克。

准妈妈还应该多吃一些含有丰富维生素 C、维生素 E 和维生素 B，含有蛋白质以及钙、铁、锌等的食物。准妈妈可以多吃些鸡杂、青鱼、羊肉、冬瓜、粗粮和一些新鲜蔬菜水果等食物，但是维生素 C 在烹饪中很容易流失营养，因此烹饪方式特别重要。另外，准妈妈宜少吃动物脂肪。

◉ 准爸爸这周怎么做

准爸爸在本周要做到以下几点：胎宝宝慢慢成形，听觉发育完成，准爸爸要对胎宝宝进行听觉训练，如对胎宝宝唱歌、说话、讲故事等，这可以促进胎宝宝耳朵的发育；准爸爸要给准妈妈更多的关怀，尤其是在挤公交或是地铁时，准妈妈很容易会感到不舒服，如果有条件的话最好是打车或者由准爸爸亲自接送；宝宝的到来指日可待，准妈妈会为孩子准备待产包，这时准爸爸最好陪同，当准妈妈在询问意见时，准爸爸要在第一时间给出回应，这样准妈妈才可以保持愉悦的心情。

⊙ 胎教小帮手

为了训练胎宝宝对外界的感知，明白白天和黑夜的区别，准爸爸或是准妈妈要分别在清晨起床前和晚上睡觉前，取出手电筒，照向准妈妈的腹部，依照一闪一灭的原理，照上 3 次即可，同时还要告诉胎宝宝："宝宝，现在是早上，我们该起床了。"或是："宝宝，现在是晚上，我们该睡觉了。"

⊙ 本周注意事项

1. 注意早产的征兆。这周已经进入早产危险期，准妈妈必须密切关注自己的身体状况，防止早产的发生。

2. 保持稳定的情绪。稳定的情绪能够帮助准妈妈安心养胎，给腹中的胎宝宝创造一个舒适的发育环境。

3. 坚持散步，但是不宜过多。

4. 注意孕期糖尿病或是贫血的情况。

5. 合理安排膳食，清淡饮食。

第二十七周：乳汁出现了

准妈妈在本周出现了泌乳现象，也许有人会有疑问："难道泌乳不该是生产以后的事情吗？"其实在准妈妈怀孕期间，由于身体会大量分泌雌激素、孕激素和催乳素，所以有的准妈妈在怀孕40天左右就出现了泌乳。有的准妈妈整个孕期都有乳汁，而大多准妈妈到了此时都会出现乳汁。这都是正常现象，准妈妈不用多加担心。

◉ 准妈妈这周的感觉

准妈妈怀孕进入第27周，这已经属于孕中期末的时间了，一些准妈妈会发现乳房开始分泌乳汁，这些准妈妈只要放平心态就好了，因为你的身体已经做好迎接宝宝的准备了。准妈妈要做好乳房的清洁工作和护理工作，每天要对乳房进行热敷，选用适合自己的胸罩。

此时准妈妈的子宫大概有27厘米高了，它的位置大概在脐上7厘米处，已经接近肋部的边缘。很多准妈妈会觉得呼吸有些困难，不过这都属于正常的现象。胎宝宝的胎动幅度会更大。此时由于胎宝宝的身体会压迫直肠周围血管，很多准妈妈会出现便秘的情况。

此时准妈妈的臀部里面的一侧或是两侧会感到疼痛，偶尔的时候，这种痛感也会在大腿后部出现。另外，由于胎宝宝的增大，对准妈妈的腿部肌肉造成了负担，压迫到了相关的血管和神经，所以很多准妈妈会有抽筋现象，并且随着怀孕的进程推进，越到后面，这种现象会越严重。

⊙ 宝宝这周什么样

此时的胎宝宝长大了，他 / 她的身体大概是 38 厘米，体重大概在 900 克左右，胎发已经出现。此时胎宝宝的听觉神经系统发育好了，只要外界出现声音，他 / 她的反应就更加敏捷了，你可以接着与他 / 她进行交流，无论是讲一则故事，还是听一段音乐，胎宝宝都会感到开心。胎宝宝的器官和肺部还在继续发育，胎宝宝的呼吸动作也没有停止。此时男宝宝和女宝宝可以区分开来了。

此时胎宝宝的大脑皮层表面出现沟回，脑组织增长很快，大脑发育了很多，已经可以发出指令，从而控制全身技能的发挥了，也可以控制身体的活动了。根据一些专家的观点，此时的胎宝宝会做梦了，然而至于胎宝宝做了些什么梦，却是没有人可以说出来的。在孕期第 27 周，胎宝宝的大脑活动格外活跃。就连发育最缓慢的视觉也发育到了一定程度，哪怕是光线的强弱，胎宝宝也可以感知到了，另外胎宝宝已经能分清昼夜了。

⊙ 准妈妈这周怎么做

对于准妈妈出现的便秘现象，可以通过增加谷物和豆类摄入量进行缓解，如全麦面包、豆类食品和粗粮等食物，都有很好的防止便秘的作用。

对于准妈妈臀部和大腿的疼痛，准妈妈可以注意避免提拿重物，避免从矮凳上起身，避免身体发生扭曲等，另外在坐椅子或是向前探身时也应该注意，尽量不要增加骨盆附近的痛感。

对于腿抽筋现象，准妈妈可以伸展小腿肌肉，这样可以起到缓解作用。准妈妈伸直腿，自脚后跟开始，缓缓地朝小腿内侧的长骨方向钩脚趾，或是起身来回走动一下，或是对小腿进行按摩，都可以缓解疼痛。

对于呼吸困难的问题，准妈妈要调整心态，寻一些环境好的地方，散散步，呼吸一下新鲜空气。

另外，准妈妈还要定期去医院对胎宝宝的情况进行检查。准妈妈可以找一些有关分娩的书籍，也可以观看一些分娩的录像，或是寻找专业的机构和专业的人士咨询一下，让自己对分娩做到心中有数，以平和的心态迎接宝宝的到来。

◉ 准妈妈这周怎么吃

本周，胎宝宝在妈妈的子宫里继续生长，其生长速度还是比较快的。为了给宝宝的成长提供充足的养分，准妈妈要补充足够的蛋白质和热量。准妈妈要多吃些富含蛋白质的肉、鱼、奶酪、蛋和豆类等食物，可以吃些猪蹄、鸡肉、鲫鱼、鲤鱼、萝卜、冬瓜等食物，也可以添加些核桃、芝麻和花生等富含不饱和脂肪酸的食物，还可以多吃些芹菜、莴苣等富含维生素和矿物质的食物，还可以添加一些含碘的海带和鱿鱼等。这里尤其要说一些豆类食品，它们十分适合准妈妈吃，其中富含蛋白质、脂肪、维生素A、维生素B族、维生素D、维生素E铁质和其他矿物质。另外，准妈妈还应该多吃谷物类食物，它可以促进宝宝大脑的发育。

准妈妈的饮食一般要坚持少食多餐、清淡饮食、营养丰富的原则，但是也不能营养过剩，因为这样会造成胎宝宝过大，等到分娩时会为产妇带来一定的危险。另外，孕产妇一定要控制盐的摄入量。

◉ 推荐食谱

芦笋炒鸡柳

准备鸡胸肉一块，芦笋5根备用。鸡胸肉洗净切条，放入盐、料酒腌制一会儿。芦笋洗净切斜刀备用。锅中烧水，水开后将芦笋焯一下，捞出备用。锅中烧油，将腌制好的鸡胸肉倒入煸炒，等鸡胸肉颜色变白后，倒入芦笋，继续翻炒，依个人口味放入盐、鸡精调味，出锅即可食用。

这道菜可以为准妈妈提供蛋白质、维生素和微量元素。这一周，准妈妈需要补充足够的蛋白质和热量，所以在这一周准妈妈吃这道菜是非常合适的。

◉ 准爸爸这周怎么做

此时准妈妈的肚子越来越大，对她的日常生活造成了困难，如弯腰、洗脚、系鞋带等，准妈妈一个人很难完成，更何况是家务了，准妈妈很容易累。这时就是准爸爸上场的时候了，准爸爸要帮助准妈妈完成一些平常看着不起眼的小事，而且绝对不能有任何怨言，否则的话会让准妈妈胡思乱想，心情抑郁。

准妈妈马上就要进入孕晚期了，她这时的心情是复杂的，她既期待孩子的降生，又有些害怕分娩的痛苦，这时准爸爸可以学习一些分娩方面的知识，然后好好安慰一下准妈妈，让准妈妈在心理和精神上放松起来。

准妈妈散步和锻炼的时候，准爸爸要坚持陪同，尽可能给准妈妈提供最好的保护。还有在晚上入睡前，为了缓解准妈妈一天的疲劳，并且有一个好的睡眠，准爸爸可以帮准妈妈泡泡脚并按摩一下腿脚，再帮准妈妈准备一杯热牛奶，相信准妈妈会很安心。

◉ 胎教小帮手

定时给胎宝宝放一些音乐，可以刺激胎宝宝的大脑皮层中枢的发育，也可以自己哼唱一些歌曲，这样有益于胎宝宝产生记忆。还可以在早上与宝宝说些话，在晚上给胎宝宝读一些文字故事，或是放一段柔和的音乐。

◉ 本周注意事项

1. 准妈妈将双手放在腹部，胎宝宝会随着准妈妈的动作做出各种反应。

2. 睡觉时应该用左侧卧的姿势，这样有利于血液的循环，从而减轻孕期水肿。

3. 此时极容易早产或是营养不良，准妈妈应该注意补充身体的营养。

4. 妊娠期糖尿病筛查一定不能漏掉，注意糖和水果的摄入也需要适量。

第二十八周：假宫缩的困扰

很多准妈妈在本周出现了假宫缩的现象。假宫缩完全没有规律可言，由于准妈妈子宫肌肉敏感，宫缩力量不强，所以程度一般都较弱，偶尔会增强，但之后很快就变弱了，时间间隔不像真宫缩一样逐渐变短，假宫缩的疼痛部位一般只在前方，宫口不会因此而张开。此时胎宝宝的脑袋下降，这会加快假宫缩的频率。总之，假宫缩已经成为本周困扰准妈妈的一个重要问题。

◉ 准妈妈这周的感觉

准妈妈进入 28 周，肚子一天天变大，准妈妈会觉得自己变得笨重起来，准妈妈怀孕的样子十分明显。因为身体新陈代谢加快，导致了耗氧量的增加，所以准妈妈稍加活动一下，就很容易呼吸有些困难。孕产妇腹部凸起，所以身体重心会下移，这样很容易让孕产妇感到腰痛、背痛和腿痛。大约有七成的准妈妈出现了妊娠纹。一些准妈妈会出现假宫缩的问题，肚子发硬或是发紧，孕产妇要放开胸怀。

还有就是这个时期，如果孕产妇觉得小腹疼痛的话，也许会出现胎宝宝早产的问题，所以孕产妇最好是去医院进行一个检查，因为即将临盆的时候，一点小问题都要引起注意，绝对不能忽视掉。

此时胎动的次数减少，正常来说应该是一个小时 3 次，一天超过 30

次，然而倘若胎动次数低于 20 次，这说明胎宝宝大概有些缺氧，准妈妈们要赶紧去医院检查一下。

此时准妈妈经常感到有尿意，总是在夜间频繁地去卫生间，还有就是感到阴道分泌物在增加，不规则的宫缩次数也会增加，这是准妈妈的身体在做分娩的准备。

⊙ 宝宝这周什么样

此时宝宝坐高大概是 26 厘米，身体长度大概是 37 厘米，体重大概在 1200 克左右，胎宝宝的内脏已经发育差不多了，胎宝宝的左心室、右心室、左心房和右心房四个腔室已经分割形成。胎宝宝的肺部已经能够看到隔膜移动，胎宝宝正在练习呼吸，胎宝宝已经为出生后的事情做准备了呢。

胎宝宝的眼睛可以睁开了，他／她还长出了睫毛，他／她可以将头转向有光源的地方，他／她还在积累脂肪，他／她的大脑思维快速发育，他／她感受到了味道和疼痛。

此时胎宝宝生长加快，子宫的空间越发小了起来，胎动也有所减缓，子宫底顶压到了膈肌的位置，此时你已经可以感到呼吸不那么顺畅了。

胎宝宝的活动变得明显起来，此时你要对胎宝宝的情况了如指掌，当你在抚摸胎宝宝时，胎宝宝会回应你的动作，你可以继续这样的游戏，从这时候开始，你要记录胎动情况以达到监测胎宝宝的目的。

⊙ 准妈妈这周怎么做

准妈妈即将步入孕晚期孕妇的行列，此时，疲累、脚肿、腿肿、痔疮、静脉曲张等都成为准妈妈避不开的问题。准妈妈应该多加了解分娩知识，为迎接宝宝做好充足的准备。

准妈妈要谨慎使用护肤品，最好选用孕妇专用护肤品，像是维生素 E

类的护肤品，或是纯植物提取的护肤品，总之不能含有刺激性，要性质温和才可以。对于染发剂、冷烫精、唇膏和一些美白祛斑的产品最好不要用。

准妈妈的耻骨会慢慢宽起来，此时很容易被细菌侵袭，所以准妈妈要注意保持卫生，为分娩做好准备。

准妈妈要采取左侧卧的睡姿，这样有利于胎宝宝的发育，同时也可以防止胎宝宝脐带绕颈。另外，准妈妈不能营养过剩，一味地补充营养很容易让胎宝宝增加体重，不利于产妇顺利分娩。

当准妈妈出现假宫缩的情况时，她可以散散步、换个姿势、洗个热水澡、做个深呼吸，这可以缓解假宫缩带来的疼痛。但是如果在一个小时内，宫缩超过了 4 次，或是出现破水、阴道出血、腹痛等问题，准妈妈要赶紧去医院检查。

准妈妈该想一想采用哪种生产方式生产了，如果你实在不知道，也可以听一听产科医生的建议。还有那些一直坚持工作的准妈妈，此时也该考虑休产假的问题了。总之，准妈妈要保持一个愉快的心情，好迎接新生命的降临。

⊙ 准妈妈这周怎么吃

进入 28 周，胎宝宝生长速度达到最快，准妈妈要注意膳食结构合理，根据之前的饮食习惯，适量增加摄取热量、蛋白质和必需的脂肪酸，要控制摄取糖类、脂肪。胎宝宝要从准妈妈身上汲取营养，所以准妈妈要做到饮食多样和合理，对维生素 A、维生素 D、钙、磷等要适量补充。另外，为了满足准妈妈身体的需要，准妈妈应当多吃些酸性食物和碱性食物，如肉类、鱼类、蛋类和虾贝类等都是酸性食物；而蔬菜、草莓、葡萄、柠檬等都是碱性食物，二者要搭配合理。最后，还应该多吃些核桃、坚果等补脑的食物。

准妈妈应该尽量少喝咖啡、浓茶，这不利于胎宝宝骨骼的生长，一旦饮用过量，胎宝宝会出现手指和脚趾畸形的状况，甚至流产、早产和胎宝宝过轻或过重的概率也会升高。准妈妈应避免喝酒，因为这可能会影响胎宝宝智商发育，或是导致胎宝宝畸形。准妈妈也不宜食用一些高糖和高脂肪的食物和饮料，如汽水、糖、薯片，这会增加准妈妈患妊娠糖尿病和妊娠高血压的风险。

⊙ 推荐食谱

虾仁蛋炒饭

准备米饭一小碗，鸡蛋两颗，鲜虾三个。将鲜虾剥壳去虾线，鸡蛋打入碗中打散。锅中烧油，下入鸡蛋，炒成鸡蛋碎，盛出备用。锅中烧油，下入葱蒜爆香，下入处理好的鲜虾翻炒，倒入米饭反复翻炒，将米粒炒散。下入盐、鸡精调味，米饭充分炒散后下入鸡蛋碎，反复翻炒，出锅装盘即可。

鸡蛋和虾都是富含蛋白质的食物，这周，准妈妈多吃些鸡蛋和鲜虾，可以满足准妈妈身体对营养的需要，有利于胎宝宝健康地发育成长。

⊙ 准爸爸这周怎么做

准妈妈腹部大了，胎动、便秘、失眠等频繁了，心情也变差了，这时需要准爸爸更多的陪伴，这是准爸爸表现的一个关键时期。准爸爸可以陪准妈妈去上产前培训班，也可以陪准妈妈去锻炼。

孕后期因为准妈妈肚子增大，所以腰痛、疲乏、心脏负担加重、性欲减退等问题一齐找上了准妈妈，这时准爸爸要给予理解，你可以亲吻和拥抱，但不可以继续性生活。

现在准妈妈很容易感到紧张和焦虑，这就需要准爸爸的安抚了。准爸爸可以陪准妈妈去散散步，也可以帮准妈妈营造一个舒适的环境，还可以继续做胎教。

⊙ 胎教小帮手

当准妈妈感到了胎动时，你可以播放胎教音乐。播放音量不要过高，播放的音乐要舒缓，播放次数不要过多，播放时间也不要太长，从 5 ~ 6 个月开始，每天播放两三次，每次 15 ~ 30 分钟。

⊙ 本周注意事项

1. 从 28 周开始，每两周进行一次产检。按时产检，确保腹中宝宝的健康。

2. 孕后期的性欲降低是正常现象，这是对孕产妇和胎宝宝的一种保护。

3. 准备好待产包，以便应付随时而来的突发状况。做到有备无患，在发生突发情况的时候才能从容应对。

准妈妈第八月：
孕味十足的幸福女人

当准妈妈孕期到八个月时，肚子越发大了起来，尽管会面临呼吸不畅、食欲不好、腰酸腿疼等各种问题，但是此时的准妈妈浑身散发着母性的光辉，整个人洋溢着一种即将为人母的喜悦，看上去就是一个孕味十足的幸福女人。你在这段时间要做的就是保证自己充足的营养，保持自己愉快的心情，保证自己充足的睡眠，保证自己适量的运动，你要以最好的态度去迎接你生命中的小天使。

第二十九周：减少仰卧注意休息

　　准妈妈进入了孕 29 周，此时肚子太大了，似乎就连躺着也成为一种负担。很多准妈妈喜欢平躺，但很容易出现一些不适症状，如头晕、心慌、呼吸困难、四肢无力等，之所以出现这样的现象，是因为准妈妈的子宫变大，仰卧会压迫下腔静脉，会使静脉回流不畅通，心脏的回血量减少，致使准妈妈患仰卧位低血压综合征。为了胎宝宝的生长发育，为了准妈妈的身体健康，孕产妇最好减少仰卧的时间，注意好好休息，以最好的心态迎接宝宝的到来。

◉ 准妈妈这周的感觉

　　此时的准妈妈会出现仰卧综合征，其具体表现为头晕、心慌和出汗等，其实只要准妈妈换个左侧卧的姿势，这种感觉就会缓解。到怀孕后三月，大概有两成的准妈妈鼻子会堵塞或是出血。

　　还有一些准妈妈的肚子有时会一阵又一阵地发硬或是发紧，这算是一种不规则的宫缩，这种现象属于正常的范畴。也有的准妈妈很容易疲累，尤其是在多走了一些路的时候，所以准妈妈不要长久地行走，最好是多加休息。

　　在这一周，大部分准妈妈会分泌孕期激素孕酮，这让准妈妈全身平滑肌组织和消化道都变得松弛。另外，还有子宫的挤压，会使准妈妈的消化变慢，这样很容易使准妈妈感到胀气、烧心，甚至便秘。

⊙ 宝宝这周什么样

本周的宝宝继续生长发育，此时他／她的重量有1300多克，身体长度大概是43厘米，肌肉和肺的生长正日趋成熟，皮下脂肪初步形成，甚至连手指甲都出现了。另外，宝宝的大脑将继续发育，数十亿神经元细胞正在生成，所以宝宝的头部为了适应这种变化而变大。

男宝宝的睾丸已然下降，女宝宝的小阴唇已然凸起。宝宝的听觉系统发育好了，还有宝宝视觉系统也发育好了，他／她甚至可以转头寻找有光亮的地方了。

⊙ 准妈妈这周怎么做

从孕29周开始，孕产妇进入孕晚期，这时准妈妈身体负担加重，准妈妈会觉得不舒服、忐忑、害怕，准妈妈要调节好自己的心情，多了解一些孕产知识。

准妈妈面对痔疮，需知这属于正常现象，一般来说，生产完几周后，这种症状便会消失。如果痔疮让你痒得难受，你可以放一盆水，将臀部浸进去，你也可以找一条毛巾，对痔疮部位进行冷敷。

准妈妈要注意身体的异样，如果感到下腹变硬或是发胀，子宫收缩次数增多、阴道出血或是感到破水等，都是早产的信号，准妈妈要及时就医。

准妈妈发现胎位不正时，应当听从医生的建议，他会帮你纠正胎位，或是建议你剖腹生产，这都是为了准妈妈和胎宝宝的安全。

准妈妈鼻子出血时，应该在床上仰卧，伸出拇指和食指，在鼻子根部连续按压5~10分钟，同时用凉水浸湿毛巾，冷敷鼻子可止血。还有就是要在膳食上下功夫，像是青菜、红豆、瘦肉和蛋类等食物可以多吃。

宝宝即将出生，准妈妈可以为迎接孩子的到来做些准备，你可以帮孩子准备一张婴儿床，也可以准备些婴幼儿床上用品、衣服、日常护理用品，还可以准备一小罐奶粉以备不时之需。

◉ 准妈妈这周怎么吃

准妈妈怀孕8个月了，子宫的增大逐渐顶住了胃部，只要简单吃上几口，准妈妈便会觉得吃饱了。面对这种情况，准妈妈可以遵循少食多餐的原则进餐，无论你一天吃上7次，还是8次都是可以的。许多准妈妈在夜间饿了，所以就再也难以睡着了，可以少量进食，像是两片饼干、一杯牛奶、两块儿豆腐干、两块牛肉，都可以成为你的选择。

在孕晚期这一阶段，为了避免胎宝宝过重，对分娩造成影响，孕产妇要少摄入糖类，少吃些主食，多吃些鱼虾类的富含优质蛋白质的食物，多吃些富含各种维生素和微量元素的新鲜蔬果。

妊娠晚期，准妈妈的食物量要控制在一个标准内，如：米面一类的主食：400～500克；豆类及豆制品：50～100克；蛋类：50～100克；奶类：250克；新鲜蔬菜，主要是指绿叶菜：500～700克；畜禽鱼肉类：200克；水果：200克；植物油：40毫升。除此之外，准妈妈还应该多吃一些富含脂肪酸的坚果类食物。

◉ 推荐食谱

虾丸汤

准备鲜虾十只，将鲜虾剥壳去虾线，然后将虾肉压成虾泥，在虾泥中加入淀粉、盐、鸡精、十三香调味，顺一个方向搅拌。锅中烧水，待水半开之时转小火，将虾泥做成虾丸下入水中，待丸子定形后加入少量紫菜，下入少许盐、鸡精给汤调味，等虾丸成熟上浮后关火盛出。

这周准妈妈适合吃一些高蛋白的食物，需要吃得少而精，而鲜虾富含优质蛋白，是准妈妈这周非常适宜吃的食物。

◉ 准爸爸这周怎么做

准妈妈在孕晚期变得格外焦虑、忐忑、烦躁和不适，这时就需要准爸爸发挥自己的作用了，可以给准妈妈一个拥抱，也可以陪准妈妈去外面散散步，还可以陪着准妈妈对孩子进行胎教；也可以帮准妈妈做一下家务，还可以带准妈妈去看个电影，也可以给准妈妈送一束鲜花，这样能够在一定程度上缓解准妈妈的负面情绪。

准妈妈此时要坚持锻炼，这样有利于生产。准爸爸可以去咨询了解一下，找一些适合准妈妈锻炼的轻柔舒缓的体操，可以减轻孕产妇的腰酸背痛，也有利于孕产妇生产后的体力恢复。当准妈妈因为身体的原因难以坚持锻炼的时候，准爸爸可以进行鼓励和陪同。

准爸爸要继续胎教，不可以中断，准爸爸讲故事的时候，要饱含感情，也要有音调的变化，这样宝宝会更快地熟悉你。有的准爸爸总有一大堆借口，如工作忙，疲累等，推卸胎教的责任，这是不可取的行为。

◉ 胎教小帮手

我们在给胎宝宝讲故事的时候，一定要注意讲故事的音调起伏和感情变化，这样才能让胎宝宝爱上听故事。你想想，那些干巴巴的故事，你也是不爱听的，难道不是吗？讲故事要坚持，每天定时读故事，每次读故事的时间最好控制在 20 分钟以内。

◉ 本周注意事项

1. 随着胎宝宝生长月份的增加，要对胎宝宝胎心和胎动做好监测。

2. 注意早产和胎位不正的情况。

3. 准备好待产包，其中包括物品、现金、身份证、病历卡和宝宝的各种物品。

4. 孕产妇要有一个高质量的睡眠。

第三十周：身体越发的沉重

进入孕 30 周，随着体重的增加，准妈妈的肚子迅速地大了起来，如果你低头看脚，那是根本看不到什么的。你感到身体越发的沉重，这让你的行动越发地不便，哪怕是很简单的一个弯腰动作，此时你也很难做到了。你会觉得各种不适，不过等胎宝宝的头降至骨盆，准妈妈的这种感觉便会有所缓解。

◉ 准妈妈这周的感觉

随着胎宝宝各器官的快速发育，准妈妈会觉得身体越来越笨重，无论干什么都不方便，还有部分准妈妈还要面对妊娠高血压综合征、贫血和静脉曲张带来的问题，这时准妈妈要赶紧去医院就医。

准妈妈会有胸闷和胃痛的感觉，这是因为子宫增大，压迫到了胃和心脏；除此之外，准妈妈还会感到呼吸困难，这是因为子宫增大压迫到了横膈膜，一般来说，呼吸急的症状会持续到 37 ~ 38 周，到时胎宝宝下移会有所缓解。

准妈妈会发现，孕晚期时的白带在不断增多，所以保持外阴的清洁是一件非常重要的事情。

◉ 宝宝这周什么样

这一周胎宝宝的体重大概是 1500 克，身长大概是 44 厘米。胎宝宝的大脑发育也很快，肌肉继续生长发育，肺也继续生长发育，骨骼变得硬了起来，皮下脂肪还在增长，眼睛可以自由闭合和辨别光源的位置。胎宝宝的胎毛消失了，但却有了密集而乌黑的头发。

此时，男宝宝的睾丸正顺着腹股沟朝阴囊下降；女宝宝的阴蒂已经格外明显，然而被小阴唇覆盖还要继续等待。胎宝宝此时漂浮在羊水里，空间足够他（她）移动，但随着胎宝宝的逐渐成长，羊水会随着空间的变小而减少。

◉ 准妈妈这周怎么做

孕期 30 周的时候，距离生产的日期又近了许多，准妈妈要定期进行产检，一般半个月检查一次，这样可以迅速了解准妈妈和胎宝宝的状况，也可以预防胎位不正和胎宝宝早产的状况发生。通常通过做胎心监护了解胎宝宝的生长状况，但倘若准妈妈胎动、羊水量和脐血流异常时，也要做胎心监护。还有患妊娠高血压、糖尿病的高危准妈妈，或是怀了双胞胎的准妈妈，也要做胎心监护。根据不同准妈妈的体质，做胎心监护的时间也有所不同，最早的胎心监护在准妈妈 28 周时就开始做了。

准妈妈的子宫已经被撑得很大了，对下腔静脉造成了压迫，很多准妈妈都会有腿部和腹部水肿的问题。这时准妈妈谨记不要久坐或是久站，要继续保持运动。夜间睡觉的时候，为了促进血液回流，最好在脚下垫上一个枕头。

准妈妈由于白带的增多，增加了患阴道炎和外阴炎的概率，这就需要准妈妈好好护理了。准妈妈的内裤要每天换洗，用专用的盆来洗，不要用洗衣粉洗内裤；准妈妈还要注意外阴的清洁；倘若白带的颜色变了，或是外阴瘙痒、味道难闻，需要立刻去医院就医。

无论准妈妈选择何种生产方式，都要为自己准备一条质量和设计都不错的束腹带，等到生产过后，准妈妈就可以用到了，它可以帮助恢复子宫，防止胃部的下垂，甚至可以减少妊娠纹和腰部的不适。

准妈妈在家的时候，还要进行一项任务，那就是数胎动的次数。准妈妈每天定时数胎动，时间是早晨、中午和晚上三个时间段，这三个时间段的胎动相加后乘以 4，这就是每天的胎动次数。倘若每天胎动不足 10 次，或者是胎宝宝忽然胎动异常，那便要赶紧去医院了，因为这证明胎宝宝有些缺氧。

◉ 准妈妈这周怎么吃

此时一定要为胎宝宝提供充足的营养，因为胎宝宝的骨骼和肌肉正在迅速发育，你要摄取大量富含蛋白质、维生素 C、叶酸、B 族维生素、铁质和钙质的食物。

为了使胎宝宝骨骼发育得更好，胎宝宝每天大概需要摄入 200 毫克的钙，准妈妈应该每天喝上两杯牛奶或是豆浆，也可以吃些含钙量比较高的豆制品、海带和紫菜等食物，尤其是海带和紫菜，其中的含碘量也很丰富。另外，你要根据医生的建议，服用一定量的钙片。

准妈妈要少吃罐头、香肠、熏鱼和咸肉类的食物，少喝咖啡、酒或是浓茶，忌辛辣，忌油炸，忌高盐，另外对于一些生鱼片等海鲜刺身也最好不吃。

◉ 推荐食谱

南瓜饼干

准备 100g 低筋面粉，40g 玉米淀粉，60g 南瓜，60g 黄油，50g 糖粉。将南瓜去皮蒸 10 分钟，在蒸南瓜的同时，将黄油软化，加入糖粉后快速搅拌至淡黄色。将蒸好后的南瓜放入盛黄油的盆中压成泥，快速搅拌，搅拌均匀后将面粉、玉米淀粉加入盆中，揉成光滑的面团，醒发 10 分钟后，将面团分成小剂子，搓成圆球，用刀背在圆球上按上沟痕，做成南瓜状，做好后放入烤箱中烤 15 分钟即可。

南瓜中含有淀粉、蛋白质、胡萝卜素、维生素B、维生素C和钙、磷等丰富的营养成分，对于正需要营养摄入的准妈妈而言是非常适宜的食物。

◎ 准爸爸这周怎么做

孕 30 周的时候，胎宝宝的大脑发育加快，准爸爸在这个阶段，要做一些锻炼宝宝脑部发育的胎教活动。准爸爸一定要参与到胎教中来，可以给宝宝播放一些优美动听的曲子，让宝宝可以对音乐有一个大体的印象，这样可以促进宝宝右脑的发育。

准妈妈到了妊娠晚期，腰酸背疼、水肿等成为常见问题，准爸爸一定要多加关心，帮助准妈妈进行按摩；还有在产检的时候，准爸爸要尽量陪准妈妈一起；准爸爸还要多关心妻子的心理，让准妈妈始终保持愉悦的心情；准爸爸要询问准妈妈需不需要陪产；准爸爸要陪准妈妈一起学习孕产知识。准爸爸要让你的妻子感受到你的爱和陪伴。到了此时，准妈妈很容易发生一些危险，这时准爸爸要做到快速反应，第一时间采取一些急救措施或是尽快送去医院。

准爸爸也要放松自己的心情，因为他一紧张和焦虑，准妈妈会更加紧张和焦虑的，所以准爸爸一定要先让自己保持平和的心态和良好的情绪，这样才可以最大限度地去安慰和支持准妈妈。

◎ 胎教小帮手

胎宝宝的大脑在快速发育，准父母在胎教的时候，要对胎宝宝进行美育胎教，可以通过看一些优秀的书籍和画展等，还可以播放一段儿美妙动听的音乐，或是去感受大自然的美好。我们的胎宝宝对这些美好是可以感知到的，这样可以培养宝宝的想象力和创造力。另外，你还要多与胎宝宝进行"对话"，这样有助于锻炼胎宝宝辨别声音的能力，以缓解他（她）在面对这个陌生世界时的不安。

⊙ 本周注意事项

1. 本周要重点关注妊娠高血压综合征。

2. 孕产妇的不规律宫缩问题也要多加注意。

3. 怀孕期间要适当参加一些聚会活动。一些温馨适宜的聚会活动会让准妈妈心情舒畅，有利于胎宝宝的健康成长。

4. 每天要与胎宝宝进行沟通对话。胎宝宝现在已经能够感知外界，每天对胎宝宝进行胎教，将有利于胎宝宝的健康成长。

第三十一周：呼吸困难食欲差

怀孕进入 31 周后，由于准妈妈子宫增大，子宫底顶到了横膈膜处，准妈妈会觉得呼吸越来越困难，食欲也变得不佳起来。此时准妈妈可以去环境优美的地方，呼吸一下新鲜空气，这样会改善准妈妈呼吸不畅的问题；另外，建议准妈妈在进餐时遵循少食多餐的原则，这样可以让胃部稍微舒服些。准妈妈要放轻松，不用过多担心，相信等孩子入盆以后，这样的状况会有所改变的。

◉ 准妈妈这周的感觉

进入孕 31 周以后，由于胎宝宝的生长发育速度加快，准妈妈的体重在快速增加，你的腹部看起来更大了。此时你的子宫底顶到了横膈膜处，你会感到不好呼吸，胃也不舒服。

你的子宫增大还压迫到了膀胱，所以你会产生尿意，从而频繁地上卫生间。这种现象在孕晚期的时候很常见，你可以放心，不过要注意，憋尿的行为不可取。然而倘若你感到尿痛，或是小便格外浑浊，那也许是尿路感染了细菌，此时你得去医院检查。

你感到宝宝好像忽然间安静了许多，基本上感觉不到什么大的胎动，他（她）只是偶尔会轻微活动一下，而且就连胎动的次数也减少了。这是由于随着胎宝宝的长大，子宫内的空间缩小，胎宝宝的活动受到了限制。

有的准妈妈会因为体内激素的变化，饮食习惯的变化，而患上牙疼。具体体现为智齿发炎、急性牙髓炎、齿龈部妊娠瘤等。准妈妈常常会被牙疼折磨得厉害，吃吃不好，睡睡不好，这时准妈妈要及时就医，另外还要注意口腔清洁问题。

◉ 宝宝这周什么样

这一周，胎宝宝的身体长度大概达到了40厘米，坐高大概是28厘米，体重是1400 ~ 1500克，胎宝宝的身体、四肢会继续发育。胎宝宝的皮下脂肪更多了，皱纹越来越少了。胎宝宝的器官，如肺部和胃部基本上已经发育完成了。

胎宝宝喝的羊水再经膀胱排泄进羊水，他这是在锻炼小便功能，为出生后做准备。胎宝宝的眼睛可以睁开，也可以闭上，对于子宫里的景象，胎宝宝差不多已经可以看到了，他还可以辨别和跟踪光源了。

胎宝宝的大脑进入最后的发育阶段，家长要注意好好胎教，多与宝宝说说话，这样有利于大脑的发育。随着胎宝宝的增大，胎宝宝的活动空间变小了，所以他也就减少了胎动的次数和频率。

◉ 准妈妈这周怎么做

孕31周的时候，准妈妈身体会有很多不适产生，但是无须过多担忧，只要等到34周左右胎宝宝的头部进入骨盆，那时准妈妈的呼吸和食欲会变好很多。

此时日渐增大的肚子让准妈妈睡眠不好，这里建议准妈妈可以采取左侧卧的睡姿，还可以准备一个护腰的U形枕，这样准妈妈的感觉会好很多。

这个时期要保证胎宝宝和母体充足的营养，但是不能过度补充，造成体重超标，要将体重控制在一个合理的范围内，否则，妊娠高血压和妊娠糖尿病很容易找上你。

在怀孕的中后期，准妈妈要多注意休息，注意不要太过劳累，否则准妈妈很容易就会出血和流产。另外，准妈妈可以多活动一下，这样可以增强准妈妈的体质，你可以选择一些舒缓的活动，如散步和体操等。

◉ 准妈妈这周怎么吃

很多准妈妈会觉得，现在正是补充营养的时候，所以会买一些高档的补品，如燕窝、海参等，但其实这是不可取的，食品的档次和准妈妈所需的营养没有必然的联系。准妈妈只要均衡营养、合理安排膳食，就可以提供身体所需的营养了。

在这个时期，很多准妈妈都会有贫血的现象，这时准妈妈要多吃些补铁补血的食物，如富含铁质的黑木耳、红枣、红豆等食物；铁和维生素含量都很高的猪肝、牛肝、羊肝和鸡肝等动物内脏；还有一些可以补铁补血的像菠菜、胡萝卜一类的蔬菜，准妈妈都要多吃。

准妈妈还应当补充其他身体所需的营养素，如维生素 A、维生素 B_1、维生素 C、蛋白质等。另外，对于孕期还在坚持上班的准妈妈来说，菊花茶可以明目、缓解胃灼热和消化不良等，甚至还可以起到防辐射的作用。

◉ 推荐食谱 ◇◇◇◇◇◇◇◇◇◇◇◇◇◇◇◇◇◇◇◇◇◇◇◇◇◇◇◇◇◇◇◇◇

红豆粥

准备大米 200g，红豆 50g，将红豆在温水中浸泡 6 个小时。将大米淘洗干净，在水中浸泡 20 分钟。电饭锅中烧水，下入红豆，等水开、红豆软化后下入大米，按电饭锅熬粥键继续熬煮，等熬煮完成后即可食用。

红豆含有丰富的铁质，红豆粥非常适合准妈妈在这周食用，有助于准妈妈的身体健康和胎宝宝的健康成长。

⊙ 准爸爸这周怎么做

此时，准妈妈的身体越发笨重，心情的变化起伏也很大。此时准爸爸要做一个充满耐心的听众，并随时随地对准妈妈进行鼓励和开解，让准妈妈觉得你是她最坚实的依靠。

此时，准妈妈大多会出现浮肿的问题，睡眠也会大打折扣。此时准爸爸要多帮准妈妈按摩一下，尤其是腿、脚和背部，缓解怀孕为准妈妈带来的身体上的疼痛。

此时，准妈妈的身体不适合再进行夫妻生活了，准爸爸要控制自己的行为，禁止性生活，但可以通过拥抱或是接吻来表达夫妻感情。

此时准妈妈可能会碰到很多突发的、危险的状况，如胎膜早破、急性妊娠期脂肪肝，还有一些意外状况，如摔跤、滑倒等，这时准爸爸要赶紧做急救措施，并且将准妈妈及时送往医院进行检查。而准爸爸可以及时应对的前提是，准爸爸要通过看书，看视频，或是听讲座的方式进行学习。

⊙ 胎教小帮手

胎教不是准妈妈一个人的事情，准爸爸也要积极地参与进来，准爸爸可以为宝宝读一些儿童故事、童谣、童诗等，但在选择的时候，一定要选那种有趣的并且能够让人身心愉悦的文本。准爸爸在朗读的时候，要有音调的高低起伏，这样胎宝宝才会有所感知和想象。

⊙ 本周注意事项

1. 准妈妈要学分娩时的辅助动作，了解在生产时该如何用力、呼吸和休息，这样可以减轻孕产妇的生产痛苦。

2. 注意呼吸困难现象，你可以在头部垫几个枕头使其有所改善。

3. 练习腹部按摩。

4. 尿频现象出现时注意不要憋尿，如发现异常要及时就医。

第三十二周：适量运动多休息

怀孕进入 32 周后，准妈妈可以进行适量的运动，这样有助于改善准妈妈的血液循环，让肌肉组织增加营养。准妈妈在锻炼的时候，要多锻炼一下腹肌、腰背肌和骨盆肌，因为这样可以防止胎位不正和难产，对孕产妇顺利生产可以起到很大的作用。当然了，准妈妈在运动的时候，一定要适量，且要多休息，否则的话，一旦锻炼过头也会引发一些不好的后果。

◉ 准妈妈这周的感觉

这周由于胎宝宝的生长速度加快，准妈妈的体重会继续增加，差不多每周会增加 500 克的样子，这都属于正常现象。但准妈妈的体重应当控制在一定范围内，否则很容易因为胎宝宝生长过大而导致生产困难。另外，这不断变大的肚子还令孕产妇重心向前，脊柱承受了更多的压力，准妈妈背部、臀部和大腿部会感到疼痛。

准妈妈很容易就会感觉到疲惫，所以准妈妈要多休息，再进行适量的运动。孕产妇可以选择散步、准妈妈体操等一些舒缓的有氧运动，另外还要避免孕产妇自己一个人走太远。

准妈妈的子宫增大，对胃部造成了负担，也许会感到呼吸困难、烧心等。另外，准妈妈阴道分泌物变多了，排尿的次数也变多了，孕产妇要注意外阴的清洁卫生。

⊙ 宝宝这周什么样

胎宝宝这周体重在 2000 克左右。胎宝宝的身体差不多充满了整个子宫，他的头已经转到了下面，他已经做好了分娩的准备。他的皮下脂肪增多了许多，皱纹也少了很多，此时看起来就是一个小婴儿的样子，不过他的身体还需要继续成长。

胎宝宝长出了手指甲、脚趾甲、头发。他的眼睛已经可以辨别光亮的位置，当有光源照进子宫的时候，他还会转过头来看看。男宝宝的睾丸大多已经进入阴囊，女宝宝的大阴唇凸起明显，这意味着宝宝的生殖器就快要发育成熟了。

胎宝宝的肺功能、胃功能和肠功能等已经快要发育成熟了，胎宝宝已经可以呼吸，也可以分泌消化液。胎宝宝的各器官将继续发育和完善。胎宝宝会利用羊水锻炼小便功能。胎宝宝的胎动也在减少，动作幅度也不像之前那么大了，这应该是到了孕晚期后，胎宝宝在子宫内的活动空间减少所致。

⊙ 准妈妈这周怎么做

准妈妈出现了水肿问题时，你可以试着在饮食上下功夫，多吃些鲫鱼、鲤鱼和冬瓜等食品，少摄取一些盐分，对水肿有帮助。另外，你还可以穿宽松的衣服、弹性的裤袜；你要多休息，多保暖，睡前要将双腿抬高，采用左侧卧的睡姿，这些都可以对水肿起到缓解作用。

准妈妈的内脏会受到压迫，会产生各种不适，这时要做好对自己的监护，如果在规律范围内，可以适量运动多休息，但一旦出现了异常状况，要马上去就医。准妈妈的血量增加会引起心脏跳动频率加快，这也许是心悸，此时要赶紧去医院就医。

准妈妈要定期做产检，依然是每两周做一次检查，在检查中要做一些常规检查项目，如测血压、体重、宫底高度、腹围、胎心率、胎位、血常规和尿常规等，但重点是胎位检查，如果胎位不正，医生可以根据孕产妇的情况及时调整措施并且早做准备。

准妈妈要特别注意自身的安全问题，如洗澡时防滑，走路和下楼时防止摔倒。坐下和起身时防止扭伤，这都是日常生活中应当格外注意的问题。尤其是双胞胎的妈妈，伴随的风险更大，这就需要准妈妈做好各种准备了。

◎ 准妈妈这周怎么吃

准妈妈每日要摄取充足的营养成分，你要多吃些禽肉、鱼肉、蛋类和牛奶等，增加高蛋白质的摄入，尤其是富含蛋白质的豆类，如我们常见的豆腐和豆浆等；你还要多吃些富含钙质的芝麻、海带、紫菜、油菜、和小白菜等，这里推荐我们常见的骨头汤和虾皮汤。

但是，如果你摄取的营养过多的话，是很容易造成妊娠性肥胖的，这不利于孕产妇和胎宝宝的健康，也不利于顺利分娩。所以建议准妈妈合理安排膳食结构，控制饮食的摄取量，那些含淀粉、脂肪的食物要少吃，对于那些高蛋白质和高维生素含量的食物可以多吃。准妈妈要遵循少食多餐的原则，每天吃 5 顿或是 6 顿都可以，准妈妈可以多吃些粥品、汤菜，因为它们养胃且易消化，同时可以搭配一些喜欢的小菜和肉食等。

◎ 推荐食谱

大骨汤

准备一根大棒骨，100g 海带，100g 小白菜。将大棒骨剁成三节，放在锅中煮出血沫。锅中加入海带，放入盐、鸡精、白胡椒调味，大火煮开转小火煨煮，等汤快煮成时放入小白菜，大火煮沸后关火即成。

大骨头、海带、小白菜都是富含钙质的食材，这三样食材熬成的汤钙质丰富，准妈妈通过这碗汤可以让身体补充丰富的钙质，满足身体的需要。

◉ 准爸爸这周怎么做

现在，准爸爸要学习一些分娩的知识，你可以通过网络、书籍或是培训课堂了解生产的相关知识。你现在应当转移生活重心，当妻子进行产检、运动的时候，你最好是陪伴在侧。另外，你还要多关心妻子的心情问题，多陪她说说话，缓解她即将生产所产生的害怕和忐忑。

此时你要全面做好生产的准备，准备好待产包，随时关注孕产妇的状况，让她得到充足的营养和休息。当遇到如早产这种突发状况时，你能够及时做好应对准备，采取正确的措施，将孕产妇迅速送往医院。

◉ 胎教小帮手

此时正是胎宝宝听觉神经和大脑发育的关键时期，胎宝宝可以感知到外界的音乐旋律，多给胎宝宝播放一些音乐，这有助于胎宝宝右脑艺术细胞的发育。你可以每日唱上几首曲调活泼、饱含感情的歌曲，胎宝宝会获得一种情感上的满足。你在听音乐时所产生的愉悦心情，胎宝宝是可以感受到的，他（她）也会生出同样的心情。这样的音乐胎教要一直坚持下去，哪怕是孩子出生以后也要坚持，这对孩子的智力和鉴赏力有很大的好处。不过你在唱歌或是播放音乐的时候，应注意音量不能过高。

◉ 本周注意事项

1.此时随着胎宝宝的成长，胎宝宝在子宫内的活动空间变小，胎宝宝也因此减少了胎动次数。

2.学习一些分娩时的用力方法，练习一下分娩动作。

3.准备宝宝出生后所需要用到的各种东西。

4.注意胎位不正的问题。

5.注意产检不可懈怠。

准妈妈第九月：
难受但快乐着

　　准妈妈，恭喜你，到目前为止，宝宝已经陪你一起走过了8个月，胎宝宝的各个器官已基本发育完成，迫不及待地想要从准妈妈的肚子里出来享受阳光的沐浴了，而这个时候的准妈妈的身体开始变得沉重，行动不便，很难受，但却非常快乐，也有的妈妈会很紧张。准妈妈要排除不良情绪，保持良好心态，为分娩做好充足的准备。

第三十三周：尿意频频宫缩阵阵

胎宝宝在准妈妈腹中 33 周时，宝宝的体重约为 2000 克，身长约为 45 厘米。这个时候，宝宝的呼吸系统、消化系统、生殖器官发育几乎已经成熟，头部开始慢慢降至骨盆。从这一周开始，准妈妈的体重每周大约会以 500 克的速度增长，那么，这时候，我们的准妈妈在生活中应该如何进行调节，完美而又愉悦地度过这一周呢？

◉ 准妈妈这周的感觉

33 周的准妈妈会出现不规则的宫缩反应，次数也会明显增多，腹部时常阵发性地变硬变紧，外阴变得柔软肿胀。准妈妈的产期越来越近了，身体时常会出现不适感，内心惴惴不安，压力越来越大，不过，我们的准妈妈一定要坚持住，过不了多长时间，你就会和自己的宝宝见面了。准妈妈的体重增加的速度相对较快，增加的体重中有一半几乎都长在了腹中胎宝宝的身上。

第 33 周时，因为胎宝宝胎头下降，压迫膀胱，准妈妈感到尿意频繁，因为胎宝宝长大了，准妈妈的腹部也更加突出，所以准妈妈常会伴有呼吸不畅、食欲不振、行动不便等状况。有的准妈妈还会感到骨盆和耻骨联合处酸痛，非常不舒服，伴随着腰痛。随着时间的推移，疼痛感也会越来越强烈；有的准妈妈的手指和脚趾关节处也常有胀痛感。

⊙ 宝宝这周什么样

33 周的胎宝宝身长约 41.5cm，体重约 2000g，在出生前的最后七八周内体重猛增，与出生时增长的体重相比，这周胎宝宝增长的体重是出生时体重的 3% ~ 5%。这时候，即将与准妈妈见面的宝宝也正在做出生前的准备，胎宝宝的皮下脂肪迅速积累，与之前相比，皮下组织大量增加，皮肤不再皱巴巴的了，胎宝宝像小老头般的模样快速消失，皱纹逐渐减少，皮肤变得富有光泽，皮下组织增厚，越来越好看。这周，胎宝宝的身体开始变得圆润，呼吸系统和消化系统也开始接近成熟。

33 周的胎宝宝，骨骼越来越坚硬，有的头上已经长出了胎发，胎宝宝的指甲已经长到指尖，不过，一般情况下是不会超过指尖的。准妈妈肚子里怀的如果是男孩子，这周，胎宝宝的睾丸很可能已经从腹腔下降至阴囊，如果是女孩子，胎宝宝的大阴唇可能明显隆起，胎宝宝的这一生命特征证明了其生殖器官几乎已经进入了成熟期。这时，胎宝宝在准妈妈的肚子里逐渐下降，全身关节和韧带逐渐松弛，其实，胎宝宝身体出现的这一现象就是在为分娩做准备。准妈妈们，你们满心期待的宝宝，即将来到你们的身边。

⊙ 准妈妈这周怎么做

建议 33 周的准妈妈不要长时间站立或行走，多注意休息；坐下或躺下时，要尽量将脚抬高。很多准妈妈在这一周会出现浮肿，按照以上操作可避免或减轻浮肿。这时，准妈妈的手部组织堆积过多水分，部分人的手指手腕手部有疼痛或麻木感，一旦有这一现象产生，准妈妈可以尝试这么做：用夹板固定手腕，睡觉时，也可以用枕头支撑手部。一些职场准妈妈在操作键盘的时候，也要多加注意，注意适当的手部休息，时常伸展手臂，活动手指。

⊙ 准妈妈这周怎么吃

准妈妈怀孕第 33 周，胎宝宝在盆腔逐渐下降，对妈妈来说，与之前相比，胃会比较舒服一些，胃舒服了，食欲就会增加。这时，准妈妈应该保证有优质的蛋白质摄入，也应该摄取适量的糖类，切记，准妈妈最好不要摄入热量较高的食物。

胎宝宝的肝脏以每天 5 毫克的速度储存铁，直到储存至 240 毫克为止，所以，这个时候，每天一定要保证足量铁的摄入，以免影响到胎宝宝体内铁的储存。胎宝宝体内储存铁量不足，出生时极易患缺铁性贫血，所以，准妈妈应食用适量的动物肝脏。绿叶蔬菜为最佳铁质来源，应根据医嘱按照比例科学享用。

⊙ 推荐食谱

绿豆猪肝粥

准备猪肝 150g，绿豆 50g，粳米 100g。将猪肝洗净、煮熟备用。绿豆洗干净后在冷水中浸泡三小时，粳米在冷水中浸泡半小时。泡好后，将绿豆和粳米沥干水分，在锅中加入水，把绿豆放入水中，大火煮沸。加入粳米，改小火慢熬，当粥快熬成时放入之前煮好的猪肝，出锅前放入盐调味。

猪肝中富含铁质，是准妈妈补充铁最好的食物。这周准妈妈身体需要大量摄入铁，所以这碗粥非常适合准妈妈在这周食用。

⊙ 准爸爸这周怎么做

准妈妈在怀孕第 33 周时，腹部逐渐突起，成为家里重点保护对象，这时，准爸爸就应该充当超级管家，主动承担家务，提防准妈妈早产的发生。这时的胎宝宝在准妈妈的子宫里多待一天，宝宝的大脑和其他器官就会发育更加完善，也能储存足够的皮下脂肪，以最佳的状态适应外界。这时候，准爸爸就要让准妈妈多注意休息，不要过度劳累。准爸爸要做一个细心的爸爸，除了承担家务之外，还要保证准妈妈的安全，不要让准妈妈走在刚拖过地的地方，浴室要配备防滑垫，以防准妈妈滑倒。

准爸爸还要与宝宝勤沟通，每天轻轻抚摸准妈妈突起的肚子，和宝宝说说话，给宝宝唱首儿歌。宝宝喜欢频率低一点儿的男性嗓音，准爸爸为胎宝宝唱歌，是宝宝所喜欢的，所以，准爸爸应该抓住这个黄金时期，让宝宝感受你对他（她）的爱。

◉ 胎教小帮手

准妈妈怀孕第 33 周到产后 28 天，是和宝宝相处的最佳时期，也是准妈妈和宝宝关系最密切的时期，这种亲密的关系就建立在和宝宝时时刻刻在一起的基础上，为了和宝宝心有灵犀，关系更加亲密，准妈妈和宝宝相处最好的方式就是对话，这样，就能达到与宝宝语言沟通的目的了。

准妈妈触摸肚子也可以进行胎教，与胎宝宝进行亲子交流，被触摸后，胎宝宝会在准妈妈肚子里蠕动，这是胎宝宝对妈妈爱抚的回应。当准妈妈用手轻轻触摸自己的肚皮，能清楚地摸到胎宝宝的头部、背部和小脚丫，准妈妈可先从抚摸宝宝的头部，依次抚摸背部、臀部和四肢，触摸宝宝时，可选择在晚上 9 点左右，每次 5 ~ 10 分钟，在触摸的过程中，胎宝宝会做出相应的反应，准妈妈最好将与宝宝互动的这一美好瞬间记录下来。

准妈妈也可以一边听音乐，一边做放松练习，准妈妈的这一举动可以让自己和宝宝都沉浸于安定状态中，这也是准妈妈与胎宝宝进行交流最好的方式。

◉ 本周注意事项

1. 宫缩：33 周的准妈妈身体极有可能会有小腹疼痛之感，一般情况下，这一现象属于宫缩，是即将生产的标志，不过没有形成有规律的间隔的宫缩，因此，准妈妈们不用太过紧张。

2. 水肿：因为腹部增大压迫腹部血管和淋巴，导致血液和淋巴循环不畅通，造成手脚水肿现象。这时，准妈妈还需要喝充足的水，但如果是手与脸严重肿胀，就需要立即就医，以防是妊高症引起水肿。

3. 预防早产：早产是怀孕不足 37 周就分娩的现象。通常，早产婴儿不健康，因为这时候的婴儿的大脑和其他器官发育不完善，抵抗力相对较差。为预防早产，准妈妈在 33 周时要多注意休息，不能站太久，不能太过劳累。

4. 胎膜早破：通常情况下，胎膜早破发生在孕晚期，准妈妈在 33 周，也需要注意这一点。

第三十四周：浮肿得更厉害了

准妈妈进入孕34周，胎宝宝已经为分娩做好了准备，将身体转为头位，保持头朝下，呈倒立姿势，这时候，相信准妈妈和宝宝的心情也无比激动，因为你们离见面的时间又近了一周，相应地，准妈妈的水肿情况可能也会更加严重一些，不过，要保持乐观心态，继续做好饮食、保健和胎教等事情，以迎接宝宝的到来。

◉ 准妈妈这周的感觉

34周的准妈妈很有可能脚、脸、手肿得更厉害了，尤其是脚踝部分，肿得非常明显，不过，准妈妈到这个时候发生水肿属于正常生理现象，可以通过饮食调理，但如果水肿症状异常严重，极有可能影响到准妈妈和胎宝宝的生命安全，应立即就医。

◉ 宝宝这周什么样

34周的胎宝宝体重约为2300克，坐高约为30厘米。胎宝宝的头骨还很软弱，每块头骨之间还留有空隙，这是为了在分娩时，胎宝宝的头部能够顺利通过狭窄的产道。胎宝宝的脂肪层正在变厚，很丰满的样子！脂肪层有很大的作用，能够帮助宝宝在出生之后保持体温。胎宝宝的中枢神经系统还在继续发育，肺部已经发育成熟。34周的胎宝宝已经为分娩做好了充足的准备，正以头朝下的姿势进入骨盆，不过，这个时候胎宝宝在准妈妈的肚子里的姿势也不固定，有时也会处于臀位（臀部向下），或是其他的姿势，后两种姿势都称为胎位不正，需要密切关注。

◉ 准妈妈这周怎么做

准妈妈在这个时候应该想得周到一些，为自己分娩做好充分准备，保持良好的心态，从容地迎接宝宝的出生。

根据《孕前和孕期保健指南（2018年）》孕29～32周行产科超声检查评估胎儿发育。孕37～41周行产科超声检查评估胎儿发育，预估体重。一些准妈妈至孕9月极有可能会早产，因此，要多加注意。

◉ 准妈妈这周怎么吃

准妈妈34周时，因为腹部更大了，对应消化功能也减退，极易引起便秘，所以，这个时候，准妈妈应该多吃些玉米、蔬菜等富含纤维的食物，也可以吃一些有补益作用的食物，为进行分娩活动积攒热量。

这一周，准妈妈应该保持这样的营养原则：食物多样化、量适当、食物易消化、质量高、低盐、低脂；每天晒太阳，促进合成维生素，有利于钙的吸收。切记，这一周要注意饮食卫生，因为这个时候随时有可能分娩，如果饮食不当，容易给准妈妈的身体健康带来一定的影响，引起其他疾病，进而影响分娩及产后准妈妈和宝宝的健康。

◉ 推荐食谱

姜汁豇豆角

准备200g豇豆，姜一块。将豇豆去筋洗净后切成5厘米长的小段，姜切末备用。锅中烧水，将豇豆放入水中煮10分钟。豇豆一定要煮熟了，防止食物中毒。姜末中加入盐、鸡精、香油、香醋拌成姜汁，浇到盛在盘中的豇豆上即可食用。

豇豆富含多种维生素和微量元素，对准妈妈的身体很有好处，另外，豇豆能够给准妈妈的身体提供易于消化吸收的优质蛋白质，保护准妈妈和胎宝宝的健康。

⊙ 准爸爸这周怎么做

准妈妈在34周，去医院产检的次数相对较为频繁，所以，准爸爸要充当好护花使者的角色，在医院里帮助准妈妈排队、挂号、交费等。

因为这个时候胎宝宝很容易出现脐带绕颈的情况，准爸爸应多咨询医生，按照医生提供的做法，每天帮准妈妈查胎动，监护胎心，精心地做好日常护理。

因为准妈妈随时都有可能分娩，准爸爸应该准备好去医院带的所有物品，记录分娩医生的联系方式，备好准妈妈们所有的检查记录等做好所有相关事宜。一旦发现准妈妈有早产征兆，就要迅速行动。平时，准爸爸要时刻观察准妈妈的身体，如果发现准妈妈胎膜早破，应冷静对待，先让准妈妈平卧，立即拨打分娩医生的电话或打医院电话。

⊙ 胎教小帮手

准妈妈从34周开始，就要与胎宝宝说话沟通了，这种沟通方式非常有效，准妈妈和胎宝宝说话时，尽量用小孩子的声音，这样能够让胎宝宝的注意力更加集中，引起胎宝宝的兴趣。当然，准妈妈也可以大声唱歌，这样做既可以平复自己焦虑的心情，也是一种很好的胎教方式，因为在准妈妈唱歌的时候，腹中的胎宝宝正在很乖、很认真地聆听。

⊙ 本周注意事项

1.及时产检，这次的常规检查包括胎心监护、心电图检查。孕晚期的产检次数相应增加，通过这些常规检查能够适时了解准妈妈的健康状况，也能了解胎宝宝在子宫内的发育情况。

2. 密切关注胎位变化，准妈妈胎位的正或不正直接关系到能否顺利分娩，这时，准妈妈应该引起高度重视，如果发现胎位不正，应立即在医生的帮助下进行纠正，保证顺利生产。

3. 补充水分。准妈妈出现严重水肿时，也要继续摄入充足的水分，母体和胎宝宝都需要大量的水分，因为摄入准妈妈体内水分能够帮助她们排出体内水分。

4. 不要走太远的路。最好不要一个人走太远的路，如果需要孕婴物品，可以在丈夫的陪同下采购，也可以列好清单，让丈夫帮助采购。

第三十五周：行动不方便了

准妈妈到 35 周，离预产期还有一个月，从现在开始，准妈妈就越来越辛苦了，不过胎宝宝已经发育完全了，模样和出生时没什么区别了。这时，临近分娩，多数准妈妈都会处于紧张状态，准妈妈在这个时候应该放松自己，保持良好心态，科学调节身体，与家人勤沟通，充分做好产前准备。

◉ 准妈妈这周的感觉

35 周时，准妈妈的体重会增加 11～13 千克，子宫壁和腹壁变得相对较薄，宝宝在腹中活动时，绝大多数情况下能够看到宝宝的手脚和肘部，也就是在这个时候，准妈妈的宫缩也开始了。

因为腹中胎宝宝慢慢地变大，极有可能会出现腹坠、腰酸背痛、腿部肌肉痉挛的症状，准妈妈骨盆后部附近的肌肉和韧带也有可能变得麻木，并伴随有下降现象，这时，一些准妈妈会有牵拉式疼痛感，行动起来非常不方便。随着时间的推移，这种症状会逐渐加重，一直持续到分娩之后，甚至更长的时间，如果准妈妈感觉难受，一定要及时就医。

有时，准妈妈也会感觉身子非常重，稍稍有些子宫收缩，阴道分泌物增多，小便次数增多，有时也会便秘。准妈妈身体也会时常伴有心慌气短、呼吸困难的症状，这时候，准妈妈不必太过紧张，应调节心态，放松自己，时常伸伸懒腰，好好睡觉，保证自己有充足的能量，以最佳状态迎接宝宝的到来。

⊙ 宝宝这周什么样

35周的胎宝宝体重在2.3～2.8千克，长45～50厘米，这个时候的宝宝的身上开始长肉，越来越胖，变得圆乎乎的。胎宝宝的肾脏已经发育完全，肝脏也可以代谢一些废物了，指甲也长长了，一些胎宝宝的指甲也有可能会超过指尖。

胎宝宝的听力也已充分发育，如果这个时候准妈妈或准爸爸尝试着和胎宝宝说话，他（她）很有可能会在准妈妈的肚子里动来动去，这是宝宝对爸爸妈妈说话做出的反应。不过，胎宝宝的这一活动一般会在白天进行，晚上的时候，他（她）会和妈妈一起休息，也就是在这个时候，胎宝宝开始建立了每日活动周期。

现在，胎宝宝已经完成了大部分的身体发育，在接下来的几周，宝宝的体重还会继续增加。

⊙ 准妈妈这周怎么做

35周的准妈妈要尽量平复自己的紧张心情，平时多注意休息，养精蓄锐。平时，准妈妈可以选择轻松一点的音乐来听，和准爸爸聊聊天，为宝宝的出生做准备，为即将面临的分娩做好心理准备。

这段时间里，准妈妈也应该多咨询医生，了解自己的身体状况，比如，一些准妈妈有孕期并发症或存在其他高危因素；还有的准妈妈是第一次生产，没有一点儿经验；还有的准妈妈家离医院很近或很远，需要做什么样的准备，这些常识性问题都需要准妈妈和准爸爸提前了解，做好充足的准备，以防到生产时措手不及，避免到时候让自己焦头烂额。

⊙ 准妈妈这周怎么吃

还有一个月宝宝即将出生，这时，准妈妈还是要多注意营养，继续保持良好的饮食习惯，保持原来的饮食方式，少食多餐，注意饮食卫生，如果少吃、多吃，或者饮食不卫生，很容易造成肠胃道感染，也会给分娩带来一定的影响。这段时间，准妈妈可以适当地食用牛肉，达到补脾胃、益气血、强筋骨的功效，通过这种饮食方法，可以适当缓解准妈妈肌肉疼痛的问题。

⊙ 推荐食谱

牛肉馅饼

准备牛肉300g，小葱100g，小麦面粉200g。牛肉剁馅备用，小葱切成葱花，将牛肉与小葱混合拌匀，中间可以打入几次水，这样馅料会更嫩。放入十三香、盐、鸡精，馅料就拌成了。将面粉和成面团，醒面后，开始将面团分成剂子，将牛肉馅包入其中，擀成饼，在电饼铛里煎至两面金黄即可食用。

牛肉能够增强准妈妈的免疫力，帮助准妈妈补充体力。而且吃牛肉，也能解决准妈妈肌肉疼痛的问题。

⊙ 准爸爸这周怎么做

因为准妈妈在35周的时候压力很大，忐忑不安，作为超人爸爸，准爸爸在这个时候应该多花些时间陪准妈妈，每天工作结束后，尽量减少应酬和外出，尽早回来陪准妈妈，陪准妈妈逛逛超市、散散步，以减轻准妈妈的紧张感。

准爸爸为防止宝宝早产，可以提前准备待产包，准爸爸可以在陪准妈妈散步的时候去附近的孕婴店购买待产包，准爸爸也可以提前为准妈妈准备产后眼镜、拖鞋、月子服等。

这个时候，准爸爸可以和准妈妈商量选择哪一种分娩方式了，准爸爸和准妈妈商量选择顺产还是剖宫产，当然，还是要先和医生沟通，再结合准妈妈和胎宝宝的健康情况，尽量尊重准妈妈的意见，选择最佳的分娩方式。

◉ 胎教小帮手

与胎宝宝对话或听音乐是胎教最好的方式。35 周的胎宝宝听力已经发育完全，准妈妈和准爸爸一定要和腹中的胎宝宝多说说话，让胎宝宝熟悉爸爸妈妈的声音，给宝宝留下好的印象。进行音乐胎教时，准妈妈应该选择舒适、安静的地方，摆出一个舒适的姿势，放松，每天以愉悦的心情欣赏音乐，这种胎教方式也能促进胎宝宝的发育。

◉ 本周注意事项

1. 学会缓解压力，怀孕 35 周，准妈妈离分娩期越来越近了，内心不免会惴惴不安起来，这时，缓解压力最好的办法就是找自己的亲人或朋友倾诉，以释放压力。

2. 准备新生婴儿用品，为即将到来的宝宝准备婴儿床、小棉被、小毛毯、小枕头、小衣服、小袜子等新生婴儿用品。

3. 要预防胎膜早破。准妈妈在 35 周中发生胎膜早破，很有可能引起感染或脐带脱垂，伤害到胎宝宝，发现时，准妈妈应该立即平卧，拨打 120 或由其他人抬担架送往医院。

4. 坚持计数胎动，准妈妈正常胎动为每 12 小时 30 次左右，如果少于 20 次预示胎宝宝可能缺氧，少于 10 次，则预示胎宝宝有生命危险，如果胎动不在正常范围内，应立即就医。

第三十六周：起居费力少食多餐

准妈妈怀宝宝第 36 周，体重几乎已经上升至最高值，肚子很大，身子很重，这时的准妈妈的肚子看上去又大又突出，腹部时有坠胀感，就像腹中宝宝就要出来似的。

◉ 准妈妈这周的感觉

准妈妈怀孕 36 周，因为胎宝宝在妈妈的腹中逐渐下降，准妈妈会感到下腹部坠胀，也正因为胎宝宝在准妈妈腹中的位置下降，准妈妈呼吸困难、胃部不适等症状才得以缓解。这周，准妈妈子宫内的羊水比例减少，胎宝宝所占的空间也越来越大，这时，准妈妈的肚脐变得又大又突出，准妈妈的子宫壁和腹壁变得很薄，外界光亮投射进子宫，帮助胎宝宝建立起活动周期。准妈妈子宫内的羊水比例减少，胎宝宝所占的体积增加。从现在开始，准妈妈最好每周做一次产前检查，平时注意休息，保持个人卫生，随时等待宝宝的出生。

准妈妈的体重上升到了极限，所以行动时很不方便，有的准妈妈时常有宝宝好像要出来的感觉，有的准妈妈时常有尿意，想要上厕所。不过，准妈妈有了这种感觉也不必担心，因为这属于生宝宝前的正常现象。

⊙ 宝宝这周什么样

36 周的胎宝宝体重约为 2.7 千克，身长为 45 ~ 50 厘米，是当初胎芽体积的 1000 倍，胎宝宝的体重还在继续增加，而且每天大约会增加 28 克的体重，至本周末，胎宝宝就足月了。（37 ~ 42 周出生的宝宝为足月宝宝，37 周之前出生的宝宝为早产儿，42 周之后出生的宝宝为过期产儿。）

现在胎宝宝最好的姿势就是头朝下，这周，胎宝宝的指甲又长长了，肾脏发育完全，宝宝的肝脏能够处理一些代谢废物，脾脏也已发育完全，能够分泌胰岛素了。覆盖宝宝全身的绒毛和羊水中保护胎宝宝皮肤的胎脂开始脱落。很神奇的是胎宝宝会吞咽这些脱落的物质和其他分泌物，这些物质聚集在胎宝宝的肠道，呈黑色混合物，成为胎粪，直到宝宝出生，胎粪是宝宝出生后的第一团粪便。

⊙ 准妈妈这周怎么做

从怀孕 36 周开始，准妈妈需要每周做一次产前检查。而且从现在开始，你发现你的宝宝胎动相对少了，此时应该多咨询医生，学习正确检测胎心和胎动的方法。如果医生发现准妈妈腹中的胎宝宝相对娇小，就会建议准妈妈做胎心监护，了解胎宝宝的健康状况，这时，准妈妈就要增加营养；如果医生发现准妈妈腹中胎宝宝相对较大，准妈妈就应该听取医生建议，控制饮食。因为婴儿较大，会给准妈妈的分娩带来一定的困难。

这一周的准妈妈非常辛苦，准妈妈的肚子已非常沉重，肚脐都膨突出来了，所以准妈妈坐卧都是相当困难的。这时，准妈妈一定要多加注意了，上下楼、洗澡时一定要注意安全，千万不要滑倒。如果想要锻炼或做家务，动作要缓慢，不要动作过猛，最好不要做弯腰或下蹲姿势，不要做危险动作，如攀高等。

准妈妈从现在开始，要多学习临产征兆的知识，了解什么是宫缩、见红、破水等，知道出现这些情况时的应急处理方法，准妈妈，从这一刻开始，我们要随时准备迎接临产、迎接宝宝的到来了！你准备好了吗？

⊙ 准妈妈这周怎么吃

胎宝宝的体重在逐渐增加，宝宝在慢慢变大，准妈妈的内脏也受到挤压，因此，准妈妈也就不像前几周那么饿了，这时候，准妈妈应该少食多餐，每天吃 5 ~ 6 餐，注意营养均衡，健康饮食。举例说明：如准妈妈这一餐吃了主食和牛奶，下一餐就要选择肉类、水果或蔬菜了。准妈妈还应该吃一些有补益作用的食物，储集能量，随时准备分娩。为了促进乳汁分泌，让宝宝在出生时吸吮到营养充足的初乳，准妈妈还可以吃一些淡水鱼。

⊙ 推荐食谱

鲫鱼豆腐汤

准备两条鲫鱼一块豆腐，将鲫鱼收拾干净，豆腐切块在热水中焯一下。锅内放油，放入葱姜爆香，放入鲫鱼煎至两面金黄。加入适量的水，大火烧开，等鱼汤呈白色时，下入焯好的豆腐，继续大火煮10分钟，当汤色像牛奶一样白时，加入适量的盐、鸡精调味，出锅盛出即可食用。

这道菜非常适合孕晚期的准妈妈食用，能起到下奶的功效，为宝宝出生后奶水充足做好准备。

⊙ 准爸爸这周怎么做

36 周的准妈妈越来越接近预产期了，这时的准妈妈很可能会产生焦虑，尤其是第一次怀宝宝的准妈妈，内心一定很不安，担心分娩的疼痛，准爸爸在这个时候一定要多陪陪准妈妈，和准妈妈聊聊天，缓解准妈妈不安的心情。准爸爸还应该考虑准妈妈的身体状况，保证准妈妈的安全，外

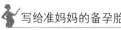

出时要陪着准妈妈。在家里做好防滑措施，防止准妈妈摔倒。准爸爸还应该主动承担家务活，不要让准妈妈太过劳累。36周的准妈妈腹中胎宝宝开始下降，准爸爸要停止性生活，因为同房易使准妈妈宫口张开、引发细菌感染，造成胎膜早破、早产和宫内感染。准爸爸应度过忍耐时期，保护好准妈妈和胎宝宝的安全。

◉ 胎教小帮手

这一周，可以继续对胎宝宝进行光照胎教。胎宝宝醒着的时候，可以通过手电筒的微光（切记，光线不要太刺激，温和的光能给予胎宝宝脑部适度的良性刺激），一闪一灭地照射准妈妈的腹部，胎宝宝看到弱光，会产生好奇，眼睛一眨一眨的，如果胎宝宝的头那时正扭向别的地方，看到光时会不自觉地将头转向有光的地方。光照胎教可以训练胎宝宝的昼夜更替感觉，宝宝会养成夜间睡眠、白天醒着的好习惯，同时也有利于胎宝宝视觉功能的健康发育。当然，准妈妈也可以在晴朗的天气外出散步，和胎宝宝一起享受阳光的沐浴。

◉ 本周注意事项

1. 胎宝宝入盆。胎宝宝的头降入骨盆，开始为分娩做准备。这时，准妈妈的下腹部的压力逐渐增大，肚子开始下坠。相应地，肺部和胃部相对比较轻松，呼吸和进食也相对舒服一些了。准妈妈的食欲和前一段时间相比，也好了很多。不过，一些准妈妈的宝宝到这周仍还没有入盆，也不要惴惴不安，因为每个胎宝宝都有自己的时间表。

2. 保证充足的睡眠。准妈妈的机体损耗较大，所以很容易疲惫，这时，准妈妈就要有充足的睡眠，睡眠属于准妈妈的天然补药。准妈妈每天至少要睡8小时，午休至少1小时。准妈妈没有充足的睡眠，很容易心情烦躁、困乏无力、注意力不集中，进而影响到胎宝宝的健康。

准妈妈第十月：
十个月的相处终见第一面

　　准妈妈怀胎十月，终将见到宝宝，相信这一时刻，很多准妈妈的心情都很激动吧？这时准妈妈的身体更加沉重了，所以在活动的时候一定要多加注意，谨慎小心，保护好自己的身体，吃好、睡好、心情好，随时做好临产的准备。这是准妈妈孕期的最后一个月，一定要和准爸爸做好迎接宝宝的准备。耐心等待与宝宝的初次见面吧！

第三十七周：腹部下坠感越来越强烈

准妈妈怀孕 37 周了，胎宝宝已经足月了，但准妈妈的下腹部也下坠得更厉害了，胎宝宝已经为分娩做好了准备，准妈妈也即将结束怀宝宝的辛苦旅程。准妈妈，再坚持几天，休息好，养好身体，准备迎接分娩战斗吧！

⊙ 准妈妈这周的感觉

准妈妈怀宝宝第 37 周，因为胎宝宝在妈妈腹中不断下降，使准妈妈的下腹坠胀，出现不规则的宫缩，而且频率不停地增加。与此同时，胎宝宝的下降，让准妈妈的膀胱受到压力，准妈妈总是想上厕所。准妈妈阴道的分泌物也相应增多，所以平时采取措施保持身体清洁，必不可少。准妈妈的行动越来越不方便了，要多加小心，最重要的是要注意休息，保证充足的睡眠，随时迎接宝宝的出生。

⊙ 宝宝这周什么样

37 周的胎宝宝体重约为 3 千克，身长约为 50 厘米，宝宝的体重可能会较轻或较重，不过，只要是发育健康的宝宝，体重出现偏差，也不必太过在意。处于这个阶段的胎宝宝仍在继续生长，每天以 20 ~ 30 克的速度增长。胎宝宝已经是足月宝宝了，是非常健康的，这也就意味着，宝宝即将来到世界上，与爸爸妈妈见面了。如果这个时候出现了胎位不正等情况，医生很有可能建议准妈妈采取剖宫产，目的就是为了保证妈妈和宝宝的安全。

◉ 准妈妈这周怎么做

准妈妈从第 37 周起，可以进行乳房护理和按摩工作了，进行乳房按摩能够软化准妈妈的乳房，让乳管腺畅通，准妈妈的乳汁分泌自然会旺盛；也可以通过刺激乳头和乳晕让乳头的皮肤变得强韧，以保证宝宝在出生之后能够更加容易吸吮奶水。

这一周，准妈妈应做产前检查，检查胎宝宝是否已经入盆，什么时候入盆，胎位是否正常、胎位是否已经固定等。如果胎位不正，医生会提前及时纠正，以保证准妈妈和胎宝宝的安全。

◉ 准妈妈这周怎么吃

37 周的准妈妈每天很可能不怎么饿，但肚子里的宝宝还需要营养，为了肚子里宝宝的健康，准妈妈还是要本着少食多餐的原则吃饭的，最好吃一些制作精细、营养丰富、易于消化、有补益作用的菜肴，为分娩积聚能量。切记，不要吃太多，因为这一阶段，胎宝宝会因为准妈妈吃太多而长得太大、太胖，进而给分娩带来压力。当然，这段时间，准妈妈特别要注意饮食，以防便秘和水肿。

◉ 推荐食谱

红烧冬瓜

准备冬瓜 500g，将冬瓜去皮去瓤清洗干净，切成方块备用。锅中烧油，下入切好的冬瓜翻炒至表面金黄。放入盐、鸡精、生抽调味，放入老抽上色。锅中加入适量的水，盖盖焖煮 10 分钟，大火收汁，出锅装盘。

冬瓜富含维生素C，有利于提高准妈妈的免疫力，缓解孕期水肿。

◉ 准爸爸这周怎么做

准爸爸这时可以先为自己心爱的车子做个全面检查，以免到时候准妈妈生宝宝时出现故障耽误了时间。准爸爸一定要记清楚去医院的路线，千万不要忘记；这个时候，准爸爸需要将待产衣物都清洗一下，晾晒一下，以达到杀菌消毒的作用，为准妈妈和宝宝营造一个健康、舒适的环境。

学习临产征兆相关知识不仅仅是准妈妈的事，也是准爸爸应该担当的责任。因为宝宝不可能按照医生说的时间准时出生，有的会提前，有的会推后，准爸爸了解相关知识，到时候就可以冷静应对生产时遇到的突发事件，处理事情时能够井井有条，不至于手忙脚乱。

◉ 胎教小帮手

胎宝宝37周，等待着看外面新奇的世界。一般而言，胎宝宝在妈妈的肚子里是头向下，降入骨盆。这个时候，准妈妈也不要忘记胎教，继续美育胎教，陶冶性格、净化环境、开拓视野，通过看、听体会生活的美，再将这种感觉传输给胎宝宝，让宝宝感受生活的美。例如：准妈妈可以选择中外名著来读，读的过程中，可以思考、体会，强化对美的感受，让胎宝宝受益；准妈妈也可以去风景优美的公园散步，感受郊外的美，领略大自然的美，将这种美传递给胎宝宝。

◉ 本周注意事项

1.了解临产征兆知识，保持身体清洁的同时，准妈妈要特别注意阴道分泌物是否正常，如果发现有血性分泌物，或带有血迹，应立即就医。

2.胎盘早剥是产前出血的主要原因之一，一般发生在孕晚期。对准妈妈和胎宝宝来说，这一现象极其危险，这一现象极有可能是准妈妈做仰卧动作引发的，而且准妈妈仰卧 3 ~ 7 分钟，还有可能出现面色苍白、血压下降、恶心呕吐等症状，所以，要避免仰卧，最好选择侧卧的姿势。

3. 先兆子痫，多数是由中度妊娠高血压综合征发展而来，伴有浮肿、高血压、视物模糊、头晕、头痛、恶心、胸闷等症状，如果不及时控制治疗，准妈妈极有可能会抽搐或昏迷，严重时还会危及准妈妈和宝宝的生命，所以，对先兆子痫不可大意，一旦发现，应立即进行急救。

4. 严格禁止同房，准妈妈分娩时，产道会损伤，子宫胎盘剥离后会产生面积较大的创面，极易导致细菌滋生，而且，准妈妈分娩后，抵抗力也会下降，大大增加了感染的概率，所以，准妈妈在分娩的前一个月严格禁止同房。

第三十八周：放轻松，克服紧张、焦虑和害怕的困扰

怀孕第 38 周，一般而言，宝宝在妈妈的肚子里已经发育得非常好了，完全具备在肚子外面生存的能力，胎宝宝的技能提高了，就要与妈妈见面了，但是，这个时候，大部分的准妈妈会紧张、焦虑，在焦急中等待着宝宝的降生，尤其是怀第一胎的准妈妈，觉得分娩是一件痛苦的事，因此多少会有些恐惧。

◉ 准妈妈这周的感觉

从第 38 周开始，准妈妈的上腹部感觉好多了，并不像原来那么肿胀了，食欲也慢慢好了起来。准妈妈在分娩真正宫缩之前，会经历一段时间的假阵痛收缩。除此之外，准妈妈还有可能出现腿部水肿，特别是到了怀孕末期，有的准妈妈会出现手和脸的水肿，或者突发严重的脚、脚踝的水肿。出现这种症状，准妈妈极有可能是患上了妊娠高血压综合征，此时应立即咨询医生。

这一周，胎宝宝的头冲向准妈妈的骨盆，并在骨盆腔内摇摆，准妈妈的膀胱受到挤压，会增加去厕所的次数，准妈妈千万不要因为行动不便而憋尿，以便引起尿道感染。有的准妈妈为了减少上卫生间的次数，不摄入足量的水分，这种方式是不正确的，因为越是这个时候准妈妈越需要充足的水分，以此来维持腹中胎宝宝的生长发育。所以，为了自己和宝宝的健

康，细节问题一定要引起重视，要勤饮水、勤上卫生间排尿。

◉ 宝宝这周什么样

38 周，胎宝宝的体重约为 3.2 千克，身长约为 52 厘米。宝宝的头已完全入盆，小脑袋在盆内来回地摇摆，有的准妈妈担心宝宝的头会受到伤害，不用担心，胎宝宝头部周围被骨盆、骨架保护着，不会受到伤害。而且，胎宝宝在妈妈的肚子里有很大的空间，完全放得下自己的小脑袋、小胳膊、小腿和小屁股。到了这一周，胎宝宝的各个器官已经发育完全，脑和肺部已经开始工作，不过，宝宝的脑和肺部在出生后还会继续发育。

胎宝宝的头发已经很长很密了，为 1 ~ 3 厘米，也有一些胎宝宝到现在还没有长头发，准妈妈也不必太担心。胎宝宝的身上覆盖有一层细细的绒毛，大部分白色的胎脂慢慢脱落，宝宝的皮肤开始变得滑滑嫩嫩的了。从宝宝身上脱落的物质和分泌物，随着羊水吞入宝宝的肚子里，进入胎宝宝的肠道里，变成黑色的胎便，宝宝出生后 1 ~ 2 天会排出体外。

◉ 准妈妈这周怎么做

准妈妈离分娩的时间越来越近了，心情既紧张，又焦虑，相信此时每个准妈妈都期盼和宝宝快点儿见面，但又害怕分娩时的痛苦，自然也就非常恐惧。准妈妈一定要调节好自己的心情，可以适当地活动一下，保证充足的睡眠，时刻关注自己身体的变化。如果有临产征兆，就要做好入院的准备了。

这时候，准妈妈需要重新算一下预产期，因为预产期不一定是宝宝出生的准确时间，大概有四分之一的宝宝会遵守时间，迫不及待地和爸爸妈妈见面。四分之一以上的宝宝会比预产期稍晚一些，这时候，准妈妈也不要太过着急，在预产期前后一两周分娩都属于正常情况。

◉ 准妈妈这周怎么吃

38 周的准妈妈的胃口大开，但还是要注意少食多餐、合理饮食，保持营养均衡。准妈妈平时也可以适当地吃一些坚果、巧克力之类的食物，这些食物具有增加体力的功效。每天食用两种以上的蔬菜，可以保证食物品种的丰富，也能够及时补充维生素营养。

◉ 推荐食谱

羊头汤

选用优质羊头 350 克、红糖 100 克、红枣 100 克、当归 15 ~ 20 克、黄芪 15 ~ 20 克、水 1000 毫升，一起煮至 500 毫升，倒出汤汁，分为两份，加红糖，临产前三天早晚服用。这一饮食能够很好地增加准妈妈的分娩体力，帮助准妈妈顺利生出宝宝，与此同时，这一饮食小方法还具有安神、减疲劳的功效。

◉ 准爸爸这周怎么做

准妈妈紧张焦虑，被恐惧所困扰，这时，准爸爸就要耐心安慰准妈妈，多鼓励准妈妈，让准妈妈有勇气面对分娩，让准妈妈变得轻松一点。如果有时间，准爸爸可以转移准妈妈的注意力，和准妈妈一起外出在附近散步，尽最大能力缓解准妈妈紧张的心情；准爸爸为让准妈妈熟悉病房、产房环境，应该带着准妈妈去医院了解相关环境，熟悉为准妈妈接生的医生，这也是缓解准妈妈紧张心情的一种方法。

因为准妈妈随时都有生宝宝的可能，所以，准爸爸要做好随时让准妈妈住院的准备，检查好宝宝用品，准妈妈生产用品，还有营养品等。

◉ 胎教小帮手

38 周的准妈妈腹中的宝宝能和妈妈产生共鸣，如果妈妈太过紧张，就会在一定程度上影响宝宝。为了不影响胎宝宝，准妈妈应进行臆想胎教提高自信心，最大限度地激发胎宝宝的潜能。准妈妈进行胎教时，要摆出一个舒适的姿势，尽量让身体放松，想一些愉快的事或美好的场景，将美好的事物传递给胎宝宝。

⊙ **本周注意事项**

1. 临产。临产征兆为宫缩、见红、破水。宫缩时肚子会阵痛；见红，指少许阴道流血；破水，指羊水细细流出，有种特殊的味道，准妈妈需注意，破水后要平仰，立即让家人送往医院，切忌起立活动。

2. 分娩时间。准妈妈虽然已经做好了分娩准备，但如果分娩时间超过预产期 10 天，准妈妈身体还没有一点儿"动静"，应该入院咨询医生，必要时可通过引产迎接宝宝的出生。

3. 遇到这些情况，应提前入院：妊娠合并其他疾病，如糖尿病、心脏病等；骨盆狭窄；胎位不正；之前生宝宝时有过急产、难产、剖宫产经历、有过新生儿溶血症史；妊娠高血压综合征；多胎妊娠、年龄超过 35 岁等特殊情况的准妈妈。

4. 迎接宝宝出生。宝宝出生后，能够通过嗅觉辨认妈妈，所以，妈妈在喂奶时不要涂抹化妆品或香水，进而影响宝宝的辨别能力。

5. 准妈妈在产前最好不要补充各类维生素制剂，除非医生建议，如果自行服用，很可能会引起代谢紊乱。

第三十九周：耐心等待，对分娩了如指掌

相信准妈妈们到39周时，已经彻底做好了随时分娩的准备了吧？大部分的准妈妈和准爸爸都很期待与宝宝见面，尤其是准妈妈，会无比焦虑，担心自己能否顺利分娩。其实，大可不必太担心，准妈妈要保持愉悦的心情，因为你已经了解了很多生产知识，现在，就安心地等待着宝宝的来临吧！

◉ 准妈妈这周的感觉

怀孕39周的准妈妈的子宫已经占用了骨盆和腹部的大部分面积，肚子看上去非常大，准妈妈的行动更加不方便了，膀胱也会明显有受到压力的感觉，总感觉胎宝宝好像要掉出来似的。不过，这个时候，准妈妈的心情却是很重要的，很多准妈妈在临近分娩时会焦虑、紧张，同时又对分娩充满了期待。调节心情是非常关键的，因为准妈妈已经熟悉了生产过程，所以应该放松心情、耐心等待，为分娩做好心理准备。

◉ 宝宝这周什么样

胎宝宝39周时，体重为3.2～3.5千克，多数情况下，男宝宝的体重比女宝宝的体重稍重一些。到现在，胎宝宝的体重还在继续增加，宝宝身上长的肉属于脂肪储备，能够帮助宝宝在出生后进行体温调节。

宝宝的各个身体器官已经完全发育，肺部属于宝宝最后发育成熟的器官，直至宝宝出生后的几小时，这一器官才真正开启正常的呼吸模式。

◉ 准妈妈这周怎么做

怀孕 39 周的准妈妈已接近预产期，随时都有可能生宝宝，所以建议准妈妈在这一时间段不要随意走动。准妈妈不要太过焦躁，预产期前后 10 天分娩是很正常的，过度焦虑或紧张反而影响胎宝宝的发育，而且对宫缩也有一定的抑制作用。

准妈妈即将分娩时也不要忘记运动，时常做产前操能够促使胎宝宝入盆，增加骨盆底肌肉的韧性和弹性，帮助自己顺利分娩。为保证能够顺利地为胎宝宝输送营养物质，更好地排出胎宝宝产生的废物，准妈妈要适当爬楼梯，同时，这一运动也能够促进准妈妈的血液循环。需要注意的是，准妈妈的运动强度不可过于强烈。如果觉得爬楼梯太过吃力，那就适当地做几个下蹲运动，准妈妈可以在每天临近休息时做下蹲运动。

准妈妈决定要顺产，就要从预产期前几天开始多散步，尤其是在饭后，和准爸爸一起外出散步。闲暇时，还要与宝宝勤沟通，柔声细语说些温馨的话，给宝宝带来家庭的温暖。

◉ 准妈妈这周怎么吃

准妈妈这周的饮食非常关键，在平时注意饮食要清淡，吃易于消化的食物，不建议吃含碳水化合物的食物。不过，在生产前，因为随时都有可能分娩，所以需要储备大量能量，准妈妈应该多吃富含蛋白质、糖类等热量较高的食物，也可以吃一些体积小、营养价值高的食物。可以适当地吃一些巧克力，喝一些果汁、糖水等。适当减少营养价值低、体积大的食物的摄入，如土豆、红薯等。准妈妈的胃口好了，继续少食多餐，可以将进餐的次数增加到 5 餐以上。

⊙ 推荐食谱

莲藕焖猪蹄

准备两个猪蹄、一节莲藕。将猪蹄清洗干净后切成小块，莲藕去皮后也切块。锅中烧水，放入姜片和料酒，放入猪蹄大火煮沸，焯去血沫，捞出沥干水分。锅中烧油，下入葱姜蒜爆香，倒入焯好的猪蹄翻炒，待猪蹄表皮金黄后加入清水，放入盐、鸡精、白糖调味，大火烧开，放入切好的莲藕，盖盖焖煮一个小时即可出锅。

这一周准妈妈随时有可能生产，身体需要储备大量的能量以应对生产体力的消耗，所以需要吃高营养的食物来补充体力。而猪蹄本身营养丰富，非常适合准妈妈在本周食用。

⊙ 准爸爸这周怎么做

准爸爸要抓住这一关键时期，想尽各种办法缓解准妈妈焦虑、不安的心情，可以向顺利分娩的宝妈们请教分娩时的经历，告诉准妈妈让她不要担心，放松心情。准备待产包是准爸爸的一项艰巨的任务，准爸爸一定要将入院时准妈妈需要换洗的衣服、卫生用品、哺乳用品等准备好，还要将入院时需要拿的产前检查报告、入院费用等整理好，放在固定的位置。

这一段时间，准爸爸对准妈妈的饮食要特别关注，使其科学饮食，帮助准妈妈储备分娩时需要消耗的能量；还要当好监督员，保证准妈妈饮食清淡，让准妈妈吃易于消化的食物。

⊙ 胎教小帮手

如果这个时候胎宝宝还不急着走出妈妈那温暖的"小房子"，准妈妈也不要着急，因为宝宝还留恋着他（她）的"房子"，舍不得出来，这时候，妈妈可以和宝宝聊聊天，说爸爸和妈妈想见到宝宝之类的话，当然，也可以聊一下出生以后要如何照顾宝宝。这些话，一定要大胆地说出来，告诉宝宝，宝宝都能感觉得到爸爸妈妈对自己的爱。

音乐能够给准妈妈带来好心情，让准妈妈心旷神怡、心情愉悦，准妈妈的心情好了，自然也就会将这份好心情传递给胎宝宝，给胎宝宝的生长发育带来正面影响。准妈妈选择音乐时，要选择舒适的、令人心情愉悦的音乐，不要选择高分贝的音乐，专家指出，高分贝的声音会让胎宝宝的健康受到损害。

◎ 本周注意事项

1. 准妈妈要注意保存体力，抓住产前的好机会，多吃多睡，保存体力。临近生产，准妈妈的子宫会出现有规律的宫缩，这时，准妈妈最好不要大喊大叫损耗过多的体力，应该保持冷静，听取医生的建议。

2. 科学做产前操，听取医生的建议，做产前操前最好让身体放松。排空膀胱时不宜马上开始；餐后不宜马上开始。做产前操时，动作要缓慢、温和，掌握好运动量和频率，以及动作幅度。

3. 注意观察分泌物是否正常，准妈妈怀孕 39 周，阴道分泌物更加多了，注意保持身体清洁，如果发现分泌物异常，应立即去医院检查。

4. 正确进行乳房按摩，为保证乳管腺畅通，让乳汁分泌旺盛，让宝宝在出生之后顺利吸吮，准妈妈要科学进行乳房护理和按摩。

5. 注意宫缩，一些准妈妈会出现分娩假象，一些准妈妈会出现无规律宫缩。出现假分娩时，宫缩无规律，真分娩时宫缩程度相对剧烈。

第四十周：这一刻你最伟大

准妈妈，十月怀胎，辛苦了，你生命最伟大的这一刻马上就要来临了。40周了，准妈妈马上就要和宝宝见面了，所以，这个时候，准妈妈更应该让自己放松，每天多散步、多喝水，少食多餐。有的准妈妈的孕期会提前，也有的会推后，准妈妈生宝宝提前三周或推后两周都属于正常现象，不必太过紧张，如果准妈妈为孕期的推后而担心，可以随时咨询医生。

⊙ 准妈妈这周的感觉

准妈妈已经怀孕40周了，这时候的心情一定无比激动吧！大多数准妈妈这时候都满心期待宝宝快点进入自己的怀抱，同时也有些惴惴不安。准妈妈在心情无比复杂的同时，也伴随着下腹的压力重重，因为肚子越来越大，逐渐下坠，所以，准妈妈也承受着身体带来的不适。

40周的准妈妈宫高增加到30 ~ 34厘米，胎宝宝的位置向下，准妈妈的膀胱和直肠会有被压迫的感觉，而且随着时间的推移，这种感觉会愈加强烈，准妈妈出现腰疼和脚跟疼等症状，之后会愈加明显。

也有一些准妈妈常在夜间出现下腹轻微胀痛，清晨时就会消失，也有的准妈妈下腹部不适，尿频或阴道分泌物中有少量血液，出现这些症状时，准妈妈不要太过担心，因为这都是即将临产的表现，这也证明了不久之后，你就会见到自己的宝宝了。

⊙ 宝宝这周什么样

胎宝宝 40 周，被称为足月胎宝宝，一般情况下，胎宝宝会在本周出生，这时，胎宝宝的体重为 3～4 千克，身长约 51 厘米。这时的胎宝宝内脏和神经系统功能发育健全，手脚肌肉发达，活力四射，胎宝宝的脑细胞发育基本也已定型，胸部与之前相比更加突出，这是因为肝在红细胞生产中的特殊作用所致，自然而然，宝宝的肝也会变大。

40 周的胎宝宝感觉器官和神经器官都非常敏感，不管准妈妈做出怎样的反应，胎宝宝都能够做出回应，胎宝宝能接收到妈妈大脑思考的问题，感知妈妈此时此刻的心情，知道妈妈现在的态度如何。

胎宝宝和以前一样，活跃度指数非常高，但如果胎动减少，就预示着宝宝在妈妈肚子里开始不适，所以，当准妈妈感觉宝宝的活动减慢时，应立即就医。

⊙ 准妈妈这周怎么做

准妈妈马上就要入院生宝宝了，在入院之前，和准爸爸一起检查一下生育卡、医保卡、保健册等是否已经准备好了。准妈妈还要检查一下是否准备了内衣、拖鞋、护垫、宽松的衣服等物品，还要检查一下宝宝的物品，奶瓶、襁褓、小衣服等都带好了吗？准妈妈要记得带一些巧克力，临产时吃几块，有助于增加准妈妈的力量，顺利生下宝宝。这一周，准妈妈继续保持良好的心情，以最佳状态迎接宝宝的出生。

如果准妈妈的身体出现其他状况，应该听取医生的建议，选择更安全、更合适的分娩方式。

⊙ 准妈妈这周怎么吃

40 周的产前准妈妈应该多吃一些助产类食品，如畜禽血、春韭、海带、鲜果、豆芽、海鱼等，豆芽富含多种维生素，能够消除身体内的致畸物质。这一周，准妈妈还是要食用富含糖分、蛋白质、维生素的食物，这些食物除了有帮助准妈妈顺利生产的作用，还易于消化。准妈妈也可以根据自己的喜好，选择点心、牛奶、西瓜、蛋糕、肉粥、面汤等丰富多样的食物，继续少食多餐。

◉ 推荐食谱

鸭血豆芽

准备鸭血250g，绿豆芽250g。鸭血洗净后切成薄片备用，绿豆芽洗净后备用。锅中烧水，下入豆芽焯熟，放入盆中垫底。锅中烧油，下入葱姜蒜、花椒粒爆香，锅中放少许郫县豆瓣酱炒出红油，加水，下入盐、鸡精调味，大火烧开，下入鸭血，等煮沸后倒入盆中豆芽之上。

鸭血中的成分，被人体吸收之后，能够产生一种润肠的物质，可以给将要生产的准妈妈提供动力，豆芽富含多种维生素，对即将生产的准妈妈也很有帮助，这是一道非常适合准妈妈这周吃的菜。

◉ 准爸爸这周怎么做

首先，准爸爸要为准妈妈的饮食负责，为准妈妈准备好助产食物，让准妈妈拥有健康的身体。

其次，准爸爸要时刻提醒准妈妈多做助产运动，有时候，准妈妈因为身体的笨拙会偷懒不想运动，这时，准爸爸就要为准妈妈鼓气加油，提醒准妈妈多做助产运动，当然，准爸爸可以每天饭后带着准妈妈外出散步半小时，如果准妈妈的身体允许，也可以提醒准妈妈爬爬楼梯，适当进行锻炼。

最后，准爸爸要多学习一些婴幼儿出生后的相关知识，了解宝宝出生后需要注意的地方，准爸爸也可以请教其他宝爸宝妈，尤其是要学会帮准妈妈计数宫缩频率，需要引起注意的是，当准妈妈的宫缩时间越来越短，疼痛时间越来越长时，要马上带着准妈妈去医院。准爸爸要经常向有经验的人请教，通过他人的经验了解宝宝的生活，保证能够在宝宝出生后做到游刃有余地照顾、护理。

需要提醒准爸爸的是，在这周的关键时期，要做好准备，随时待命，手机不要停机，保证准妈妈和家人能随时找到你。

◎ 胎教小帮手

一些准妈妈认为，宝宝在妈妈肚子里的十月旅程即将结束，所以胎教也就在这一刻结束了。其实越到这个时候，宝宝的胎教越是关键。新生宝宝出生后的前6个月，大脑细胞增殖达到另一高峰，所以，准妈妈或准爸爸应该继续做好胎教，增进宝宝智力发育。

准妈妈和准爸爸应该把每天发生的愉快的事情讲给宝宝听，宝宝就能够感受到这个世界的美好，而且宝宝也能和爸爸妈妈一起感受生活，变得活泼可爱。准妈妈经常和宝宝谈心，能够增进和宝宝之间的感情，让一家人的关系变得更加密切。

◎ 本周注意事项

1. 做生产前的最后一次检查。准妈妈的这一次检查必不可少的就是B超和胎心监护，并向医生询问羊水的情况，还有宝宝在子宫内是否健康。

2. 宝宝出生准妈妈的症状：见红、破水、阵痛，一般情况下，准妈妈出现这样的症状，就是宝宝降临的时候。

3. 宝宝到41周还未出生，这时，准妈妈就要选择入院催生了，因为如果宝宝逾期出生太长时间，在准妈妈的子宫内太久，就会缺氧，这时的准妈妈和宝宝都非常危险。

4. 在关键的这一周，准妈妈一定要吃好、睡好，补充充足的水分，如果这些都做不到位，再加上准妈妈紧张焦虑，就容易让准妈妈产生疲劳，极有可能引起宫缩乏力，难产。

后　记

　　如何备孕、如何胎教是许多准妈妈都关心的问题。科学备孕，沉着应对怀孕过程中遇到的每一个问题，是每一位准妈妈都渴望获得的能力；而科学胎教、让腹中的小宝贝更加的聪明可爱，则是每一位准妈妈心中最美好的愿望。

　　本着解答上述问题的想法，我们组织编写了这本书，力求站在科学、实用的角度为每一位准妈妈提供她们想要寻求的答案。

　　在图书撰写过程中，笔者结合自身经验查阅了大量的资料，力求让本书科学性更足，实用性更强，给正在怀孕或准备怀孕的各位准妈妈提供最大的帮助。

　　在成书之际，我从内心渴望本书可以给广大准妈妈们带来帮助，帮助她们快乐健康地度过怀孕这一重要的人生阶段，在她们遇到问题的时候，尽可能地为她们提供解决方案。

　　祝天下每一位准妈妈都能收获自己生命中最健康、最美丽、最聪明的那个小天使，祝福准妈妈和她们腹中的胎宝宝平安健康！